운동,
　　망설이지 말고
당장 하라

운동, 망설이지 말고 당장하라

발행일	2018년 11월 16일		
지은이	김 혜 강		
펴낸이	손 형 국		
펴낸곳	(주)북랩		
편집인	선일영	편집	오경진, 권혁신, 최예은, 최승헌, 김경무
디자인	이현수, 김민하, 한수희, 김윤주, 허지혜	제작	박기성, 황동현, 구성우, 정성배
마케팅	김회란, 박진관, 조하라		

출판등록   2004. 12. 1(제2012-000051호)
주소   서울시 금천구 가산디지털 1로 168, 우림라이온스밸리 B동 B113, 114호
홈페이지   www.book.co.kr
전화번호   (02)2026-5777   팩스   (02)2026-5747

ISBN   979-11-6299-419-1 13510 (종이책)   979-11-6299-420-7 15510 (전자책)

이 도서의 국립중앙도서관 출판예정도서목록(CIP)은 서지정보유통지원시스템 홈페이지(http://seoji.nl.go.kr)와
국가자료공동목록시스템(http://www.nl.go.kr/kolisnet)에서 이용하실 수 있습니다.
(CIP제어번호 : CIP2018036947)

(주)북랩 성공출판의 파트너
북랩 홈페이지와 패밀리 사이트에서 다양한 출판 솔루션을 만나 보세요!
홈페이지 book.co.kr • **블로그** blog.naver.com/essaybook • **원고모집** book@book.co.kr

통증에 시달리던 삶을
운동을 통해 자기주도적 삶으로
바꾼 중년 여성의 헬스와 인생 이야기

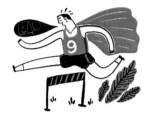

운동,
망설이지 말고
당장 하라

김혜강 지음

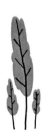

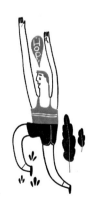

헬스장에 가기 위해 운동화 끈을 매는 순간,
내 인생은 달라지기 시작했다.
짧지 않았던 지난
20년의 체질 변화와 그 헬스 노트

북랩 book Lab

머리말

　　가끔 주위에서 운동을 하고는 싶은데 무슨 운동을 어떻게 시작해야 하는지 몰라서 못 한다고 말하는 사람을 본다. 마음은 있는데 방법을 몰라서 못 한다는 것이다. 요즘은 운동이 건강에 좋다는 것을 모르는 사람이 없다. 방송이나 신문 등에서 운동이 신체에 미치는 긍정적 효과를 많이 다루고 있고 또 실제로 운동을 하고 건강에 많은 도움을 받았다는 사람들의 이야기들이 알려지면서 운동에 대한 관심은 나날이 높아간다고 할 수 있겠다.

　　그러나 오래전부터 운동을 해오던 사람이 아니고는 막상 운동을 시작하려면 어떻게 해야 하는지 몰라 못하는 사람들이 많은 듯하다. 사실 나이가 제법 든 세대들은 대개가 먹고 살기에 전 인생을 다 쏟아야만 했던 사람들이기에 운동이라는 게 친근하게 다가오는 것은 아닐 것이다. 그러니 운동이 몸에 좋다는 것을 알아도 무엇을 어떻게 시작해야 할지 몰라 마음은 있는데 행동으로 쉽게 옮기지를 못하는 것이다. 비단 그것은 나이 든 사람만이 아니라 젊은 사람도 매한가지다. 그럴 때 가장 쉽게 할 수 있는 운동이 동네나 학교 운동장 같은 곳을 걷는 것이다. 운동을 하지 않는 것보다 훨씬 좋다.

아이들이 초등학교에 다닐 때, 같은 반 엄마들끼리 만든 모임이 있는데 지금까지 이어지고 있다. 그 가운데 한 엄마가 자꾸 살이 찌는 큰아들 때문에 늘 걱정을 하였다. 해서 아들이 운동이라도 해서 살을 뺐으면 하는데 정작 아들에게 어떻게 운동을 하게 해야 하는지를 모르겠다고 고민하고 있었다. 가장 좋은 방법은 본인이 알아서 하는 것이겠지만 아들 역시 운동을 할 마음은 있는데 어떻게 해야 할지 몰라 못하고 있다고 했다. 이렇듯 의외로 스스로 운동을 시작하는 것을 어려워하는 사람들이 많다. 나는 먼저 아들과 함께 근처 헬스장에 그냥 구경삼아 한 번 가보라고 했다. 하지만 엄마 역시 헬스장에 한 번도 가 본 적이 없다 보니 선뜻 나서지지 않는 모양이었다.

오래전, 처음 해외여행을 가던 때가 생각이 난다. 태어나

한 번도 나라 밖으로 나가본 적이 없었던 때라 막상 해외로 나간다니 막연하게 많이 두려웠다. 혹 그 먼 곳에 가서 무슨 일이 벌어져 다시는 돌아오지 못하는 것은 아닌지, 그래서 사랑하는 가족을 못 보게 되는 것은 아닌지 비행기를 탈 때까지 매우 두려웠다. 그러나 막상 다른 나라에 가보니 그곳 역시 내가 사는 곳과 마찬가지로 사람 사는 곳이었다. 그때 가졌던 두려움은 한 번도 가보지 못한 곳에 대한 원초적 불안감 같은 거였다. 운동을 하고자 하는 사람들, 특히 헬스장에 가서 운동을 하고자 하는 사람들이 가지고 있는 불안 같은 것도 한 번도 보지 못하고 경험해 보지 않은 데서 오는 두려움과 같은 것이라고 본다. 나 역시 처음 운동을 시작할 때 예외가 아니었기에 운동을 하고는 싶은데 선뜻 나서지 못하는 사람들의 마음이 충분히 이해된다.

내가 처음 운동을 시작한 해는 2000년도다. 지금은 운동에 대한 사회적 관심이 일반화되어 있지만, 그때는 일반인들에게 운동이란 소수의 돈 있고 여유 있는 특정한 사람들이나 하는 것과 같은 인식으로 여겨졌다. 그러니 평생 운동이라고는 모르고 살았던 사람이, 그것도 아줌마가 뻣뻣한 몸으로 운동해 보겠다고 마음은 먹었지만, 선뜻 나설 수가 없었다. 당시에는 요즘처럼 운동하는 사람을 잘 볼 수도 없었고 주위에 같이 갈 만한 사람은 더더욱 없었다.

　당시 내가 살던 곳은 반촌이었는데 요즘 말로 하면 생활 인프라 같은 것은 거의 갖춰지지 않은 곳이었다. 헬스장 같은 수준 높은 여가생활을 할 수 있는 시설은 아예 없었다. 다행히 나이 사십에 대학원 공부를 하기 위해 근처 도시의 학교까지 가야 했는데 마침 학교 근처에 헬스장이 보이기에 용기를 내어 한 번 들어가 보기로 했다. 그렇게 대학원 공부를 하면서 두리번두리번 헬스장 문을 두드린 것이 지금까지 운동을 할 수 있는 출발점이 되었다. 지금은 내가 처음 운동을 하던 때와는 달리 운동문화도 엄청나게 변하였다. 또한 웬만한 주거지에는 가까운 곳에 헬스장이나 수영장, 배드민턴과 같은 운동을 할 수 있는 시설들이 많다. 마음만 먹으면 원하는 운동을 할 수 있고 운동을 한 만큼 건강을 지키는 데 도움을 받을 수 있게 된 것이다. 그럼에도 불구하고 운동을 하고 싶은 마음은 있는데 선뜻 나서지 못하는 사람들이 아직도 많이 있다.

　이 글은 이런저런 이유로 헬스장에 가서 운동을 하고 싶은 마음은 가지고 있으나 선뜻 나서지 못하는 사람들에게 나의 운동 경험을 들어 하등 망설일 이유가 없다는 것과 운동은 빨리 시작하면 할수록 좋다는 것을 알려주고자 하는 마음으로 썼다. 나아가 이십 년 동안 헬스장에서 운동을 하면서 느낀 체력의 변화와 운동방법, 그리고 각종 통증들을 완화하는 운동방법들을 공유하여 함께 건강한 삶을 살아갔으면 하는 바람도 가져 본다. 마지막에는 만 원도 안 되는 비용으로 누구나 할 수 있는 간 청소를 비롯하여 가정에서 쉽게 할 수 있는 유용한 건강 팁들을 실어 놓았다. 필요한 사람에게는 도움이 되리라 생각한다.

2018년 10월

김혜강

차
례

PART 2
운동, 어떻게 할 것인가?

PART 3
운동, 무엇을 할 것인가?

PART 4
운동, 더불어 살자

PART I

운동, 왜 필요한가?

헬스장은
무서운 곳이 아니다

하루는 친구가 헬스장에 다녔으면 하는데 어떻게 가야 할지 모르겠다고 했다. 충분히 이해가 되는 말이다. 헬스장은 길을 가다 보면 시선을 확 끌어당기는 분위기 좋은 카페나 레스토랑이 아니다. 방송에서 어쩌다 본 운동 기구들이 즐비한 그곳에는 근육이 울퉁불퉁 튀어나온 사람들만 있을 것 같은 곳이다. 그러니 한 번 가볼까 하는 마음이 있어도 쉽게 다가갈 생각이 들지 않는 곳처럼 여겨질 것이다.

또 방송에서 헬스장 회원권을 수천에서 많게는 억대 단위로 떠들어대는 것도 일반인들의 헬스장 문턱을 높이는 작용을 알게 모르게 할 것이다. 그러나 방송에서 이야기하는 것은 연예인들과 일부 부유층들이 사용하는 고급 헬스장의 기준일 따름이다. 동네에 있는 헬스장은 몇만 원만 내면 누구나 이용할 수 있다. 내가 다니는 곳은 지자체에서 운영하는 곳이라 많이 싼 편인데 헬스와 목욕을 합하여 한 달에 팔만 원이면 할 수 있다. 꼭 지자체에서 운영하는 곳이 아니라 하더라도 동네에 있는 헬스장들도 이벤트 기간에는 그보다 더 싼 가격으로 회원권을 팔기도 한다. 그러니 마음만 있으면 얼마든지 원하는 운동을 할 수 있다.

헬스장은 모르는 사람들이 생각하듯 꺼려야 하는 이유가 하나도 없는 곳이다. 무서운 곳은 더더욱 아니다. 오히려 그곳에서는 가고 싶어도 용기를 내지 못하는 친구와 같은 사람들을 기다리고 있다. 헬스장은 수익 면에서나 회원들의 친목 면에서나 가능하면 많은 회원을 확보하려 한다. 그러니 친구처럼 운동에 호감을 느끼고 있는 사람들이 찾아오면 친절하게 헬스장에 대해 설명해 주지 않을 수 없다.

직원의 친절한 설명을 듣다 보면 헬스장에 대한 막연한 두려움이 조금씩 사라진다. 그래도 망설여지는 마음이 단번에 없어지지는 않는다. 그럴 때는 그냥 등록하고 보는 것도 헬스장과 가까워지는 하나의 방법일 수 있다. 내 돈 아깝지 않은 사람이 어디 있겠는가. 일단 등록을 해버리면 지불한 돈이 아까워서도 가게 될 것이고 그렇게 해서라도 가다 보면 헬스장과 친해질 수도 있다.

　나도 처음 헬스장에 가려고 마음먹었을 때 어떻게 가야 할지 몰라 많이 망설였다. 당시 어깨 통증과 두통이 늘 나를 괴롭혔다. 그뿐만이 아니라 만성위염과 역류성식도염은 삶의 질을 아주 떨어뜨렸다. 병원에 가도 그때뿐이고 두둑하게 타오는 약만 집안에 가득 쌓여갔다. 운동으로 체력을 길러보겠다는 생각은 늘 가지고 있었지만, 도저히 헬스장에 갈 용기가 나지 않았다. 어느 날, 통증에서 벗어날 수 있다면 무엇인들 못 할까 하는 마음으로 용기를 내어 혼자 헬스장을 찾아갔다.

　이십 년 전인 그때는 지금만큼 헬스장이 많지 않았다. 내가 처음 운동을 시작한 헬스장은 운동 기구라고는 대여섯 개가 전부인 작은 곳이었다. 그렇게 시작한 운동이 벌써 이십 년이 다 되어간다. 사람마다 다르지만 내가 운동을 하지 않았다면 아마 체력과 체형 면에서 지금과는 상당히 다르게 살아가고 있을 것이다. 지금은 나를 괴롭히던 통증들에서 많이 벗어났다. 두통은 말끔히 사라졌다. 아는 사람들은 알겠지만, 운동은 통증의 많은 부분을 완화하여 준다. 자세만 바르게 하여도 어떤 통증들은 사라진다.

친구에게 가고 싶으면 그냥 한 번 구경삼아 헬스장에 가보라고 했다. 그래도 누구 같이 갈 사람도 없고 혼자 가려 하니 영 어색하다며 내키지 않아 했다. 가까이 살고 있으면 함께 가서 친구의 운동 스타트를 도와주고 싶은데 그럴 수도 없어 안타까웠다. 혹 지금 헬스장에 한 번 가볼까 하는 사람이 있다면 망설이지 말고 당장 가보라.

어깨통증과 만성위염,
역류성식도염에서 벗어나려

내가 헬스를 하게 된 동기는 타고난 저질 체력과 몸의 각종 통증들 때문이었다. 어깨통증과 두통, 만성위염과 역류성식도염은 수시로 나를 고통 속으로 떨어뜨렸다. 언제 어디서나 예고도 없이 찾아오는 통증은 정말 견디기가 힘들었고 하루하루 삶을 망가뜨렸다. 병원에 가도 별다른 차도가 없었다. 길을 가다 넘어져서 뼈가 부러지거나 살이 찢어진 것과 같은 외상은 일정한 치료를 하면 낫지만, 원인이 복합적인 몸의 통증들은 잘 낫지 않고 또 이내 재발하여 고통을 안겨주었다.

어깨 통증은 목 디스크로 인한 것이라고 진단은 내렸으나 달리 치료 방법이 없다고 했다. 만성위염과 역류성식도염 또

한 병명은 분명하지만 시원하게 낫는 병이 아니어서 통증은 일상이 되어버렸다. 이들 통증들은 모두 상체에서 일어나는 것들이라 나의 상체는 늘 무거운 철로 만들어진 갑옷을 입고 있는 것처럼 무겁고 뻑뻑하였다.

한 가지 통증만 해도 견디기 힘든데 어깨 통증과 두통, 위염과 역류성식도염이 함께 괴롭혔으니 각각의 통증이 일으키는 고통의 총량은 장난이 아니었다. 만성위염과 역류성식도염은 상체에 불이 붙는 것 같은 고통을 안겨주는데 때로는 정도가 심해 숨을 쉬기가 힘들 때도 있었다. 매일 불타는 느낌의 상체로 인해 얼굴은 부기 비슷한 모양에 지치고 피곤한 기색을 띠고 다녀야 했다.

몸이 아프면 자신감도 떨어지고 매사 의욕도 사라진다. 무엇보다도 그런 아픈 모습으로 사람을 대할 때가 가장 힘들었다. 거래처에서 찾아온 손님들을 맞아야 할 때 어깨통증과 위염이 말썽을 부리기 시작하면 정말 견디기 어려웠다. 내 몸이 아프다고 해서 거래처에서 오는 손님들을 찡그리면서 맞을 수는 없지 않은가. 매번 몸은 아파도 얼굴은 그렇지 않은 척해야 했다. 아이들 일로 학교에 가서 선생님들과 의논을 하거나 그 밖의 다른 일들로 사람을 지속적으로 만날 때도 아프지 않은 척하면서 참아야 하는 것은 정말 힘들었다.

그러니 삶의 질이 얼마나 떨어졌겠는가. 어쩔 수 없이 운명으로 받아들이고 살기로 했지만 그게 말처럼 쉬운 게 아니었다. 그래서 생각한 게 운동이었다. 그러나 사십이 되도록 운동을 해보지 않았으니 어디에 가서 어떻게 해야 하는지도 알 수 없었다. 물론 간간이 옛날에 배웠던 국민체조 같은 것은 살아오면서 해 본 적이 있지만 내가 염두에 둔 운동은 헬스였다. 그때만 해도 헬스장은 쉽게 찾아볼 수 있는 곳이 아니었다.

마침 대학원 공부를 하기 위해 가는 학교 근처에 헬스장이 있었다. 당시는 차도 가지고 있지 않았는데 학교와 헬스장은 버스를 타고 삼십 분은 가야 하는 곳에 있었다. 차가 밀리기라도 하면 그보다 더 오래 걸렸다. 트레드밀 세 대와 자전거 두 대, 간단한 기구가 두서너 개 있는 것이 전부인 아주 작은 헬스장이었다. 지금 같으면 그렇게 작은 규모의 헬스장은 아예 생기지도 못하지 싶다. 그렇게 혼자 헬스장을 찾아가서 시작한 운동이 어언 이십 년이 되어 간다.

지금 나를 괴롭히던 통증들은 많이 사라졌다. 뿌리까지 말끔히 뽑히지는 않았지만, 거짓말처럼 많이 좋아져서 삶이 한결 편해졌다. 물론 처음부터 좋아진 것은 아니었다. 운동 특히, 헬스에 관해서는 손톱만큼도 아는 게 없는데 무턱대고 혼자 가서 시작했으니 제대로 된 운동을 했을 리가 있겠는가. 트레드밀 위를 걷는 게 최고의 운동인 줄 알고 갈 때마다 트레드밀만 걸었다. 그러던 어느 날 내가 다니는 성당의 신부님으로부터 몸의 자세만 바로 해도 적지 않은 통증들을 없앨 수 있다는 이야기를 들었다. 그러면서 자세를 바로잡는 운동을 하는 모임을 가르쳐 주셨다. 그때부터 잘못된 몸의 자세들을 바로 잡아가기 시작했다. 헬스장에서도 거울을 보며 자세에 신경을 썼다. 자세와 운동 방법에 세심하게 관심을 가지면서 통증들에서 조금씩 벗어나기 시작했다. 지금 생각하면 처음부터 트레이너에게 개인지도를 받았다면 훨씬 빨리 효과를 보았을 텐데 무턱대고 운동을 하였으니 오랜 기간이 지나고 나서야 운동 효과를 보게 되었던 것을 너무나도 잘 알 수 있다.

운동, 하루라도
빨리 시작할수록 좋다

운동을 하면서 가장 안타까운 생각이 들었던 것은 좀 더 일찍 시작하였다면 얼마나 좋았을까 하는 것이었다. 물론 지금은 운동에 대한 좋은 점이 일반적인 상식으로 널리 알려져 있지만 내가 청년이었던 시절에는 개인적으로나 국가적으로나 먹고 살기만으로도 바빠 운동 같은 것에는 관심을 가질 여가조차 없던 시절이었다. 또 결혼을 한 후에는 아가를 놓고 키우며 정신없이 사느라 몸이 어찌 되는지조차 모르고 살았다.

그뿐인가, 육아에, 집안 대소사와 평상시의 집안일, 거기에 회사 일까지 함께해야 했으니 그야말로 사람의 몸이 할 수 있는 최대치의 노동을 했던 시절이었다. 당시에 운동 같은 것은 소수의 운동선수들만 하는 것이지 일반인들이 생활처럼 한다는 개념도 없었을뿐더러 운동을 할 수 있는 시설들도 지금처럼 많이 없었다. 일상적인 것으로의 개념이 있었다 한들 먹고사는 데도 모자랄 시간과 돈에, 일부러 시간을 내 운동을 할 수 있는 사람도 몇 되지 않았을 것이다. 그러니 늦게 시작할 수밖에 없었던 것은 거창하게 말해 시대적 상황이었다고 할 수도 있다.

그나마 사십 살이 되었을 때부터 시작한 것도 다행이라는 생각이 든다. 당시만 해도 초등학생인 아이들에, 회사 일까지 하면서 틈틈이 글도 쓰고 운동을 하려고 생각까지 했으니 각종 통증을 안고 살면서도 가히 슈퍼우먼이라고 할 만하지 않은가. 그러나 나와 같은 세대 사람들은 어쩔 수 없었다 할지라도 요즘 젊은이들은 그때보다는 다른 여건에서 살고 있기에 이야기가 달라진다.

물론 취업이니, 내 집 마련이니 해서 해결해야 할 개인적, 사회적 문제도 많지만, 예전에 비하면 그래도 낫다고 할 수 있지 싶다. 그러니 운동에 관심이 있는 사람이라면 조금이라도 젊었을 때 하라고 권하고 싶다. 물론 나이 들어서도 꾸준히 운동하면 체형에 변화가 오기는 온다. 그러나 신체발달이 왕성하게 일어나고 있을 때 하면 그 효과가 훨씬 더 좋지 않겠는가.

　지금 사는 곳으로 이사 오기 전에 살던 곳에는 모기가 엄청 많아 여름이 되면 늘 모기 물린 곳을 긁느라 고역을 치러야 했다. 그런데 언제부터인가 모기에게 물린 곳이 일주일이 지나도 아물지 않고 보기 흉하게 남아 있는 것이었다. 그때야 나이가 들면 신체의 모든 기능이 약해지고 느리게 작용한다는 것을 알았다. 몸에 상처가 났을 때도 나이 든 사람들의 상처는 아무는 데 걸리는 시간이 젊은 사람들에 비해 더 오래간다. 그러니 운동도 젊을 때 하면 효과가 배가 되지 않을까 싶다. 물론 이것은 전문가의 이야기는 아니고 어디까지나 내 생각이다.

　나는 태어날 때부터 몸에 선이 없는 체형을 가지고 태어났다. 여자의 몸에 선이 없다는 것은 속된 말로 볼품이 없다는 뜻이다. 다행히 늦게나마 운동을 한 덕분에 지금은 처녀 때보다 오히려 몸의 선이 있는 편이다. 나이가 제법 들어서 시작한 사람도 이러하니 몸매를 가꾸고 싶든지, 좀 더 건강한 몸을 유지하고 싶든지, 또는 다이어트를 하고 싶든지 하는 마음을 먹고 있는 사람이라면 망설이지 말고 지금 당장 운동을 시작하라고 권하고 싶다. 시간과 건강은 불가역적이다. 운동함으로써 노화의 속도를 조금은 느리게 할 수도 있고 건강함을 좀 더 유지할 수 있다면 마다할 이유가 없지 않은가.

　가끔 텔레비전에 젊은 사람들 못지않은 몸매와 젊음을 유지하면서 멋지게 사는 나이 드신 분들이 몸짱으로 나오는 것을 볼 때가 있다. 처음에는 믿어지지 않았는데 이순을 머지 않아 맞이해야 할 요즘에는 가능하겠다는 생각도 든다. 물론 텔레비전에서 방송되는 사연들은 많은 곁가지가 생략되고 도드라지는 부분만 나오는 것일 수도 있기에 액면 그대로 받아들일 수 없는 것인지도 모른다.

　예를 들자면, 방송하기 전날에는 식사량을 극소량으로 하든지, 단시간에 가시적 효과를 낼 수 있도록 복근 운동을 보름 전부터 하지 않다가 방송 하루 전에 많은 횟수를 해 다음 날, 눈에 띄는 변화를 보일 수 있게 하든지 하는 긴급 처방을 하고 나오는 경우도 있지 않을까 싶다. 하지만 그 모든 것을 감안하더라도 그 사람들은 남들보다 몇 배의 노력을 하였을 것이다.

　많은 수는 아니지만, 선천적으로 남부럽지 않을 건강을 갖고 태어나는 사람들이 있다. 그러한 사람들은 일부러 운동을 하지 않아도, 다소 불규칙한 생활을 하여도 매사 아픈 데 없이 튼튼하게 살아가는 것을 볼 수 있다. 그런 사람을 볼 때마다 한없이 부러운 게 사실이지만 그러한 천복을 타고 난 사람보다 그렇지 않은 사람들이 더 많은 게 현실이다. 생물학적으로 사람의 몸은 이십 대 중반을 넘어서면 이미 노화가 시작된다고 한다. 물론 지금은 모든 분야의 발달로 노화의 진행이 더디지만, 건강이 세월 따라 약해지는 것은 분명한 것이니 건강할 때부터 가꾸면서 지키는 게 아파서 고통받고 고생하는 것보다 낫다고 할 수 있다.

체형은 같지 않다,
자신에게 맞는 운동을 찾아라

작은아들이 바지 허리가 크다며 옷 수선 집 근처에 갈 일이 있으면 가져가서 좀 줄여 달라고 한다. 웬만하면 그냥 입지 하니, 그냥 입을 정도면 입겠는데 너무 헐 거워서 무리라 한다. 그러고 보니 그냥 입기에는 좀 그런 것 같았다. 사실 작은아들의 허리는 여자로 태어났다면 명품 허리라 할 정도로 선이 분명하다. 여자인 나보다 더 아름다운 선이 있다. 나이가 들었으니 당연하다고 할지 모르겠지만, 처녀 시절에도 아니 소녀 적에도 나는 허리선과 엉덩이 선이 그다지 차이가 없었다. 부끄러운 이야기지만 여자로서는 그리 좋은 몸매가 아니었다. 그렇다고 가슴이 보기 좋게 큰 것도 아니고 골반도 유달리 작아 상대적으로 허리선이 드러나지 않았으니 안 좋은 점을 고루 가지고 있었다.

그런 나와 달리 작은아들은 남자지만 신체의 선이 분명한데 아마도 남편 쪽 유전자를 많이 받은 모양이었다. 아이들의 고모들을 보면 하나같이 허리가 잘록할 뿐만 아니라 들어갈데 들어가고 나올 데를 아는 똑똑한 몸매들이다. 남편도 아들만큼은 아니지만 뚜렷한 몸의 선이 있다. 요즘 유행하는 수저 계급으로 말을 한다면 몸매 금수저로 태어난 것이라고 할수 있겠다.

분명 몸매도 선천적으로 타고 나는 듯하다. 목욕탕에 가서 보면 평소에 운동이라고는 전혀 하지 않는데도 완벽에 가까운 몸매를 가지고 있는 사람들을 가끔 본다. 좋은 유전자를 받고 태어난 사람들이다. 애써 운동을 하지 않아도 팔등신같이 들어갈 데 들어가고 나올 데 나오는 멋진 몸매로 이루어져 있으니 그런 사람은 정말 축복받은 사람이 아닐 수 없다. 더군다나 여자는 두말하면 잔소리다. 나같이 태어날 때부터 안 좋은 조건을 고루 갖추고 태어난 사람은 죽어라 운동을 해도 운동하지 않고도 멋진 그들의 몸매를 따라가지 못한다. 기본적으로 가진 게 없으니 운동을 해서 개선하는 것도 한계가 있는 것이다. 그래도 지금의 몸매가 예전 젊었을 때보다 오히려 마음에 든다. 그렇다고 지금 몸매가 멋지다는 것은 결코 아니다. 과거와 비교하면 그렇다는 것이다. 바꿔 말하면 운동 효과를 그런대로 보았다는 것이다.

태어날 때부터 신의 축복을 받고 명품 몸매를 가지고 태어난 사람은 조금만 운동을 해도 그야말로 빼어난 몸이 될 수 있다. 이미 좋은 조건을 가지고 있는데 거기에 더해 운동으로 만들어진 근육이 단단하게 받쳐주면 더없이 아름다운 몸이 될 수 있다. 반면 나 같은 사람은 그들이 노력하는 것보다는 몇 배의 노력을 더 해도 선천적으로 명품인 그들의 몸매에 겨우 근접할 정도에도 미치기가 힘이 드니 수저 계급론으로 말하면 흙수저로 태어난 것에 비유할 수 있겠다. 그러나 아무리 명품 몸매로 태어난 사람들이라도 운동으로 만들어진 근육이 뿜어내는 멋은 따라오지 못하는 것을 볼 수 있다. 오랜 운동으로 발달된 근육은 금수저들보다 모양은 좀 떨어져도 그들에게서는 볼 수 없는 멋을 발산하는 데 한몫한다.

나처럼 신체의 선이 뚜렷하지 않은 사람이 그나마 신체 선을 드러낼 수 있게 해주는 운동이 스쿼트와 데드 리프트다. 스쿼트는 엉덩이와 허리선, 그리고 목과 가슴선까지 잡아주는 운동이다. 처음 운동을 시작하고 오랫동안 나는 걷기와 몇몇 개의 기구 운동만을 했었다. 가끔 스쿼트와 데드 리프트를 하는 사람들을 보면 저게 무슨 운동이 된다고 저런 것을 하고 있을까 하고 바라보던 적이 있었다. 그런데 이상한 것은 운동한 지가 적지 않은 세월이 지나도 선천적인 체형에는 조금의 변화도 없는 것이었다. 해서 방송이나 잡지 등에서 운동이나 운동 효과에 관한 것이 나오면 꼼꼼히 챙겨 보기 시작했다. 이것저것 보다가 스쿼트와 데드 리프트, 그리고 벤치 프레스가 헬스의 삼 대 운동이라는 것을 알게 되었다. 요즘은 어떤 것을 알고 그것에 대해 더 알고 싶다면 인터넷을 활용하면 많은 정보를 얻을 수 있다.

틈날 때마다 인터넷을 통해 스쿼트와 데드 리프트, 그리고 벤치 프레스를 검색하여 유명 트레이너들이 올려놓은 동영상을 보며 자세를 배웠다. 답답한 사람이 우물 판다고 동영상을 수십 번은 보았을 것이다. 스쿼트 자세와 데드 리프트는 헬스장에 가지 않고 집에서도 따라 할 수 있는 운동이다. 집에서 동영상을 보며 따라 해 보고 헬스장에 가서 거울을 보고 해 보았다. 혼자 하다 보니 뭔가 이상한 듯해서 몇몇 번 트레이너에게 자세가 바른 지 한 번 봐 달라고 했다. (운동하는 사람이 물어보면 대부분의 트레이너들은 친절하게 가르쳐 준다. 그러니 모를 때는 어려워하지 말고 트레이너에게 물어보는 것도 좋은 방법이다) 그렇게 자세를 배워 스쿼트와 데드 리프트를 집중적으로 하니 허리선이 그나마 조금씩 드러나기 시작했다.

결론적으로 말하면 나같이 거의 일자 몸인 사람도 운동해서 이 정도라도 변화가 되어 좋아하는데 나보다 좋은 조건을 가진 사람이라면 노력한 만큼 몸이 반응할 것이니 자신에게 맞는 운동을 찾아 열심히 하면 분명 좋은 결과를 얻을 것이라는 이야기를 해주고 싶다. 더불어 운동을 하면 건강은 덤으로 따라온다. 그러니 운동을 해야 할 이유가 다양하다고 할 수 있다.

운동은 마법이다,
맞기도 하고 아니기도 하다

운동은 마법이다. 맞는 말이기도 하고 맞지 않는 말이기도 하다. 건강 방송 프로그램 같은 것을 보면 운동으로 살을 멋지게 빼 다이어트에 성공한 사람들을 종종 본다. 그런데 근 이십 년 가까이 헬스장에서 운동을 하면서 방송에 출연하는 사람들처럼 드라마틱하게 몸이 변한 사람은 딱 두 번 보았다.

첫 번째 사람은 서른 중반의 여자였는데 몸집이 제법 큰 편이었다. 어느 날 구경삼아 헬스장을 둘러보더니 다음 날부터 거의 하루도 빠지지 않고 운동을 하러 왔다. 헬스장에 어느 정도 적응을 한 후부터는 온몸이 땀으로 범벅이 될 정도로 치열하게 운동을 하였다. 나 역시 처음 헬스장에 갔을 때 가장 만만하게 다가갈 수 있는 기구가 트레드밀이었는데 그녀 역시 트레드밀 위를 줄기차게 걸었다.

며칠이 지나자 뛰기 시작했다. 그녀는 오직 운동량만으로 살을 빼기로 작정한 모양이었다. 그녀는 정말 칭찬해 주고 싶을 만큼 열심히 운동했고 두어 달쯤 지나자 눈에 띄게 살이 빠졌다. 십 킬로그램 정도 감량을 했다고 했다. 그런데 원하는 목표를 달성했던지 그 후로 그녀가 운동하러 오지 않아 다음 이야기는 알 수가 없게 되었다. 살이 빠진 상태를 계속 유지하고 있는지 요요 현상이 생겨 예전 몸으로 돌아갔는지 모르게 된 것이다. 급격히 빠르게 뺀 살은 대개는 쉽게 예전 상태로 돌아가는 것을 여러 번 보았다.

또 한 사람은 트레이너의 개인지도를 받으며 식단에 맞춰 철저한 관리를 하여 살을 뺐다는 사람이었다. 나는 새벽에 운동을 하고 그녀는 낮 시간에 오기에 마주칠 일이 거의 없었다. 토요일에 가끔 내가 운동을 끝낼 때쯤 와서 운동을 하는 게 보였는데 딱 붙는 운동복에 드러나는 몸매가 정말 아름다웠다. 나중에 알고 보니 그녀는 손자까지 있는 오십 중반의 나이였다. 그녀의 몸은 손자를 둔 오십 중반의 여자라고는 할 수 없을 만큼 들어갈 데 들어가고 나올 데가 나온 보기 좋은 균형을 이루고 있었다. 게다가 키도 컸다.

그녀가 개인지도를 받으며 관리를 받던 때는 나는 다른 곳에 살았기에 그녀의 비포(Before)는 알지 못한다. 사람들 이야기에 따르면 그녀는 상당히 살이 쪘었는데 관리를 받으면서 몸매가 완전히 변했다고 했다. 그리고 내친김에 요가까지 배워 지금은 요가 강사로서 또 다른 삶을 살고 있다고 했다. 그야말로 운동을 하는 사람이라면 누구나 원하는 완벽한 목표를 달성한 경우라고 할 수 있을 것이다.

운동한다고 해서 모두가 그녀처럼 원하는 결과를 얻지는 못한다. 그 이유는 사람은 제각각 다른 체형으로 태어나기 때문이라고 생각된다. 키가 큰 사람이 있고 작은 사람이 있듯 체형도 크게는 비슷해 보이지만 개인마다 다 다르고 체성분 또한 다 다를 것이다. 어떤 사람은 태어날 때부터 들어갈 데 들어가고 나올 데가 나온 황금비율의 몸매를 가지고 태어나는가 하면 어떤 사람의 몸은 '내가 내다'라는 식으로 개성(?) 있게 태어난다.

황금비율의 몸매를 가지고 태어난 사람은 금수저를 물고 태어난 것에 비유할 수 있을 것이다. 그런 사람은 굳이 운동하지 않아도 소위 말하는 잘 빠진 몸매를 나이 들어가면서도 유지하고 있는 것을 볼 수 있다. 그러나 '내가 내다'라는 식의 개성 있는 몸을 가지고 태어난 사람들은 억울하지만 운동을 해도 눈에 띄는 효과(몸매 기준으로)를 기대하기가 상당히 어렵다.

　그러나 운동의 궁극적 목적은 건강을 위한 것이다. 운동을 함으로써 건강함을 유지할 수 있다면 그것만으로도 운동이 가진 마법을 체득한 것이라고 할 수 있지 않을까. 워낙 몸매를 기준으로 해서 운동 효과를 판단하는 사회 풍조 탓에 운동의 본디 가치가 퇴색된 느낌을 많이 받는다. 운동으로 몸짱이 된 사람들을 보면 운동은 마치 마법 같아 보인다. 몸매를 변화시키는 기준으로 본다면 운동은 지극히 드물게 마법에 속할 것이고, 몸을 건강하게 하고 또 건강을 유지한다는 기준으로만 보면 운동의 마법은 보편적인 것이라 할 수 있을 듯하다.

운동,
과하면 독이다

헬스장에 가면 늘 뛰는 남자가 있었다. 거의 마라톤 수준으로 하루도 빠지지 않고 트레드밀 위에서 달렸다. 트레드밀 위에서 뛰는 사람들은 보통 조깅 정도의 속도로 뛰는 게 대부분이다. 물론 그보다 좀 빠르게 뛰는 사람들도 있지만 과격할 정도로 뛰는 사람은 좀처럼 없다. 나도 조깅은 한 시간에서 한 시간 반 정도 할 수 있지만 어떤 날은 뛰는 것이 힘들 때도 있고 또 뛰기가 싫은 날도 있다. 그래서 뛰기와 걷기를 섞어서 하다가 걷는 것마저도 하기 싫은 날은 기구 운동만 한다. 그런데 그 남자는 하루도 빠지지 않고 숨을 헉헉거리며 빠르게 뛰고 아니, 달리는 것이었다.

어떻게 하루도 빠지지 않고 저리 과격하게 달릴 수가 있을까. 어떤 때는 그 남자의 그런 체력이 내심 부러웠다. 일, 이십 분도 아니고 달리기를 시작하면 무려 한 시간을 넘게 달리는 것이었다. 그것도 하루도 빠지지 않고 매일매일 달리는 것이었다. 나이가 많아 보이지는 않았지만 사십은 넘은 듯 보였다. 몸집도 제법 있는 편이었는데 어떻게 그리 빠르게 달릴 수 있는지 정말 그가 가진 체력이 부러웠다.

그런데 어느 날부터 그 남자가 보이지 않았다. 서로 말을 하고 지내는 사이는 아니어도 과격하게 달리는 그 남자는 모르는 사람이 없을 정도였다. 그렇게 인지도(?)가 높은 사람이 빠진 자리는 단번에 표가 난다. 매일매일 헬스장 사람들의 보이지 않는 시선을 받으며 도드라지게 달리던 사람이 보이지 않으니 사람들도 궁금해 했다. 그러나 개인적으로 친분이 있는 것도 아닐뿐더러 어디 물어볼 사항도 아니어서 궁금해도 그냥 지냈다. 그런데 어느 날, 들리는 이야기에 의하면 그 남자가 운동을 너무 심하게 하는 바람에 양쪽 무릎의 연골이 다 나가버렸다는 것이었다. 그래서 운동을 하러 오지 않는 아니, 못 온다는 것이었다.

때로는 몸이 안 따라주는 게 득이 될 때도 있다. 하루도 빠지지 않고 달리는 그 남자와 비교하며 매일 달리지 못하는 나 자신에 대해 기가 죽기도 했는데 그것이 오히려 자칫 운동을 과하게 함으로써 생길 수도 있는 부작용을 예방하였을 수도 있었다. 다행이 아닐 수 없다.

전문가들에 의하면 트레드밀에서 달릴 때는 평지에서 달릴 때보다 무릎이 받는 하중이 더 크다고 한다. 그런데 그 남자는 하루도 빠지지 않고 과격하게 달렸으니 무릎 연골이 감당하지 못했던 모양이었다. 지나침은 모자람보다 못하다는 말은 어느 분야에서도 맞는 말이다. 적당한 운동은 건강에 도움을 주고 몸매도 유지해 주지만 지나친 운동은 오히려 건강을 해치는 결과를 가져오기도 한다.

그 남자의 경우만이 아니다. 운동을 꽤 오래 한 어떤 사람도 과도한 운동으로 어깨를 다쳐 몇 달 동안 병원 치료를 받는 것을 보았다. 헬스장에 처음 오는 사람들, 특히 남자들 가운데 적지 않은 사람들은 자신의 힘을 과시할 양으로 기구 운동의 중량을 최대로 높여 죽을 듯이 하기도 한다. 타고난 남자의 센 힘을 모아 모아서 죽을 듯이 운동을 하면, 운동할 때는 몰라도 하루 정도 지나고 나면 온몸이 아플 것이다. 살아오면서 한 번도 사용해 본 적 없는 근육들이 놀라 말 못 할 정도의 고통을 겪게 된다. 이웃에 사는 아저씨는 그렇게 하루 운동을 하고서는 보름을 앓아눕기도 했다. 얼마 전에는 육십 대 남성이 벤치 프레스 중량을 이기지 못하고 바에 목이

눌려 목숨을 잃었다는 안타까운 뉴스도 있었다.

헬스장에서 제법 과하다 할 정도의 중량을 놓고 기구 운동을 하는 사람들은 그만한 중량의 운동을 해낼 수 있는 몸이 만들어져 있는 사람들이다. 단련된 체력뿐 아니라 무거운 중량을 드는 요령도 잘 알고 있는 사람들이다. 단 몇 센티미터의 차이 나는 자세라도 결과는 엄청 다른데 그들은 그런 것을 아는 사람들이다. 물론 그것은 하루 이틀에 이루어지는 것이 아니다. 오랜 시간, 꾸준히 연마한 노력의 결과다. 그러니 똑같이 운동하는 사람으로 보여도 결코 똑같지 않음을 알아야 한다. 힘센 남자라는 이유 하나만으로 따라서 하다가는 며칠간 고통스럽게 지내야 할 것이다. 그것은 치기도 아니고 만용도 아니고 용기는 더더욱 아니다. 아무 데도 쓸데없는 무식한 막무가내일 뿐이다. 배고프다고 한꺼번에 허겁지겁 먹으면 배탈이 나는 것과 마찬가지로 무엇이든 지나친 것은 모자람보다 못하다.

처음 헬스장에 운동하러 오는 사람은 모든 것에서 어색하고 부족한 것처럼 느껴질 것이다. 게다가 우람한 근육을 품고 멋지게 운동하는 사람들을 보면 주눅도 들고 나도 저 정도쯤이야 하는 생각이 들 수도 있다. 그러나 그 사람들도 처음부터 그렇지는 않았다. 꾸준한 노력과 연습 과정으로 나름대로

의 경지에 이른 사람들이다. 그러니 그들을 보고 기죽을 필요
는 없다. 중단하지 않고 꾸준히 하다 보면 자신도 모르는 사
이 나날이 잘하고 있는 자신을 발견할 수 있게 된다.

일자형 체형에 맞는
운동 찾기

태어날 때부터 좋은 골격과 체형을 가지고 태어난 사람이 살이 찐 경우는 운동하면 누구보다 빠르게 효과를 보는 것 같았다. 앞글(「운동은 마법이다, 맞기도 하고 아니기도 하다」)에서 언급한 두 번째 경우의 사람이다. 그녀가 살을 빼기 전의 모습은 사람들에게 들은 바에 의하면 완전 거구였다고 한다. 그러나 그녀는 풍만한 살 속에 타고난 황금비율의 골격과 체형을 기저로 하고 있었기에 지금과 같은 완벽한 몸을 가꿀 수 있었지 싶다.

그렇다고 그녀가 남보다 노력을 적게 했다는 것은 아니다. 식단도 철저히 지키고 운동도 계속 열심히 한다고 했다. 그것은 독한 극기 정신이 아니면 해낼 수 없다. 아무리 좋은 체형을 타고났다 해도 노력하지 않으면 살은 빠지지 않는다. 그리고 먹고 싶은 음식을 다 먹으면서는 절대 살을 뺄 수 없다. 불행하게도 사람의 식욕은 가득 차면 더 이상 들어가지 않는 자동차 연료통이 아니다. 그래서 종종 맛있는 음식을 대하면 몸이 필요로 하는 것 이상으로 먹게 된다.

그녀는 운동과 그 어려운 식단 관리를 철저하게 지킨다고 했다. 하루 이틀이나 일주일, 또는 한 달 정도는 마음먹으면 누구라도 할 수 있을지 모르지만, 수년 동안 지켜 나간다는 것은 결코 쉬운 일이 아니다. 남들보다 배로 노력하지 않고 남들과 다른 좋은 결과를 만들어낸다는 것은 어렵다. 먹고 싶은 음식을 못 먹는 고통은 정말 견디기 힘들다. 나는 운동이야 그녀만큼 할 자신은 있어도 먹는 음식을 관리한다는 것은 도저히 그녀처럼 할 수 없다. 맛있는 음식을 먹는 것도 삶의 커다란 행복 중 하나다.

인간이 음식을 먹는 것은 생존을 위한 수단이지만 동시에 음식이 가지고 있는 고유의 맛을 즐기는 행위이기도 하다. 목마를 때 마시는 한 잔의 물은 인체의 수분을 보충해 주면서 청량감을 느끼게 해준다. 하루의 일을 마치고 함께하는 저녁 식사도, 좋은 사람들과 같이 정담을 나누며 먹는 음식도 인간관계를 더욱 돈독하게 만들면서 행복한 기분을 한 아름 안

겨준다. 아리스토텔레스는 인간의 최고 덕목으로 행복을 들었다. (아리스토텔레스가 이야기한 행복이 음식을 먹는 행복을 의미하는 것은 아니지만) 맛있는 음식을 마다한다는 것은 고통이라면 고통이다. 동시에 큰 행복 한 가지를 인생에서 빼 버리는 것이기도 하다.

그녀가 먹는 음식도 여느 다이어트를 하는 사람들이 먹는 음식과 다르지 않았다. 닭 가슴살은 기본이고 정량의 야채와 과일을 정해진 시간에 먹는다고 했다. 나도 한때 늘어나는 뱃살 때문에 닭 가슴살은 아니지만 야채와 과일 위주로 식사해 본 적이 있다. 그것은 나로서는 도저히 할 수 없는 노릇이었다. 그래서 대신 식사량을 서서히 줄이는 쪽을 택하여 소기의 목적을 달성했다.

앞에서도 밝혔듯이 나는 어깨와 허리 골반이 거의 일자인 체형으로 여자 몸매로서는 볼품없는 몸매다. 그나마 운동 덕으로 제법 몸의 선을 찾았으니 나름대로 운동 효과를 보았다고 할 수 있다. 하지만 타고난 한계가 있기에 이십 년 가까이 운동을 해도 멋들어진 몸은 될 수가 없었다. 하지만 내 체형의 변화 가능한 부분을 찾아내어 그 부분을 최대한 활용하여 지금과 같은 몸이 되었다. 일자형의 몸이 곡선 있는 몸으로 변하기 위해서는 골반을 최대한 키우고 뱃살과 허리가 들어가는 운동을 주로 했다.

물론 처음부터 그랬던 것은 아니다. 오랜 시간이 흐르면서 나름대로 나에게 맞는 게 어떤 운동이며 어떻게 하면 내 몸의 장점을 살려 부족한 부분을 보완할 수 있는지 관심을 가지고 관찰하면서 운동을 한 결과다. 나에게 최적의 효과가 있는 운동을 하기 위해서는 무엇보다도 좋은 트레이너에게 개인지도를 받는 것이 가장 좋은 방법이다. 나는 처음부터 헬스에 대한 아무런 상식이 없이 무조건 운동을 시작한 경우다. 또 굳이 비싼 돈을 들여 개인지도 같은 것은 받을 필요가 없다고 생각했다. 몸을 움직이는 게 운동인데 뭐 하러 개인지도를 받느냐는 게 당시의 생각이었다. 그런 생각은 오랫동안 운동을 하면서도 제대로 된 효과를 보지 못하는 결과를 만들었다.

지금은 기구 운동과 유산소 운동을 내 체력에 맞게 병행하면서 운동을 하고 있지만, 오랫동안 트레드밀을 걷는 것만이 최고의 운동인 것으로 생각하였다. 더군다나 기구 운동은 여자에게 별 의미가 없을 것이라는 생각을 하였다. 마치 헬스장에서 하는 운동은 트레드밀밖에 없는 듯이 날마다 트레드밀을 타고 기구 운동은 어쩌다 조금씩 했다. 지금은 여자들도 아름다운 근육을 가지고 기구 운동을 하는 사람들이 많지만 내가 처음 시작할 때만 해도 여자가 기구 운동을 하는 것은 많이 볼 수 없었다.

매일 트레드밀만 걸으니 처음에는 뱃살이 들어가는 것 같 았지만, 언제부터인가 내성이 생긴 몸은 원래처럼 되었다(물 론 이건 운동을 몇 년 하고 난 후의 이야기다. 내가 처음 운동을 할 때 는 몸이 너무 말라 살이 찌는 게 소원이었다). 운동을 시작하게 된 동기는 각종 통증에서 벗어나고 싶은 바람에서였지만 시간이 지나다 보니 몸매의 변화도 은근히 바라는 욕심이 생겼다.

일자형 체형 극복에 도움을 준
데드 리프트와 스쿼트

허리와 골반이 일자인 몸에 라인을 만들기 위해서는 우선 뱃살을 빼고 허리선을 줄이기로 하였다. 늘 하던 걷기와 기구 운동은 기본으로 하고 다음에 윗몸 일으키기를 집중적으로 했다. 하루에 백 개씩은 기본으로 했다. 그보다 더 많이 할 때도 있었다. 윗몸 일으키기를 하고 나면 배가 당기고 아팠지만, 적응하면서 아프지 않았다. 그렇게 하니 뱃살이 제법 들어갔다. 그러나 빠진 뱃살이 그렇게만 있어주면 얼마나 좋을까만 얼마 지나지 않아 원래대로 돌아와 버렸다. 음식도 한 가지만 먹으면 물러버리듯 운동 역시 한 가지 자세만 반복하다 보니 몸에 내성이 생기는 것을 알았다.

다음에 시도한 것이 누워서 다리 들어 올리기(레그 레이즈)

였다. 누워서 다리 들어 올리기 역시 쉬운 동작은 아니다. 한 세트에 스무 개나 서른 개씩을 하면 아랫배가 끊어질 듯 아프다. 한 번 하면 백 개씩 하였다. 그 역시 처음에는 효과가 있었지만, 일정 시일이 지나자 다시 원상태로 되돌아왔다. 다음에는 크런치와 플랭크로 바꿨다. 크런치도 백 개는 거뜬히 하고 플랭크도 일 분 이상은 버텼다. 그렇지만 그 모두가 나에게는 별로 효과가 없는 듯했다. 방송에서는 그렇게 하면 분명히 뱃살이 빠진다고 하였는데 나에게는 해당이 없는 운동이었다.

뱃살을 빼는 데 효과적인 운동이 무엇인지 검색해 보았다. 그러나 대개는 내가 해 보고 효과를 못 본 운동이었다. 처음부터 개인지도를 받았다면 아마도 내게 맞는 운동을 빨리 알아냈을 수도 있었겠지만, 운동에 대해 아는 게 없던 나로서는 검색이나 방송을 통해 얻는 운동 정보가 다였다. 그러던 어느 날 헬스의 삼 대 운동이 스쿼트와 데드 리프트, 벤치 프레스라는 것을 알게 되었다.

요즘은 검색을 하면 웬만한 운동 자세는 다 나와 있다. 사진으로 설명되어 있는 것도 있고 동영상으로 올라와 있는 것도 있다. 스쿼트 자세와 데드 리프트에 대해 꼼꼼히 읽어 보고서는 곧바로 따라 하기 시작했다. 스쿼트는 처음에 열 개씩을 한 세트로 시작하여 점점 늘려나갔다. 그리고 날을 바꿔가며 데드 리프트도 함께했다. 시일이 흐르면서 뱃살이 들어가고 허리선이 생기기 시작했다. 비로소 일자형 몸에서 벗어나게 된 것이었다.

나에게 뱃살을 빼는 가장 효과적인 운동은 스쿼트와 데드 리프트였다. 굳이 윗몸 일으키기나 크런치 같은 것을 하지 않아도 되었다. 그리고 골반이 조금 크게 보이게 하기 위해서는 이너 사이 머신을 많이 하였다. 이너 사이 머신 기구 운동을 하니 허벅지 윗부분의 근육이 많이 늘어났다. 골반 근처에 있는 허벅지 윗부분이 늘어나니 마치 골반이 커진 것처럼 보이게 되는 것이었다.

운동을 다루는 방송 프로그램이나 또는 인터넷에는 뱃살이나 허릿살을 빼기 위한 많은 운동방법들이 올라와 있다. 그리고 한결같이 '하루 십 분으로, 또는 오 분으로 몸짱 되는 방법'이라며 보는 사람으로 클릭을 하게 한다. 하지만 그게 다 모두에게 맞는 운동은 아니다. 예쁜 옷이라고 해서 어느 누가 입어도 다 어울리지는 않는다. 누구는 바지가 어울리고 누구는 치마가, 누구는 정장을 입었을 때가 가장 잘 어울리듯 운동도 마찬가지다. 가장 좋은 운동은 각자에게 효과적인 운동이라고 할 수 있다.

나는 트레이너에게 개인지도를 받지 않았기에 많은 시행착오를 겪으며 오랜 세월이 흐른 뒤에야 나에게 맞는 운동을 알아냈다. 운동을 해 보겠다고 마음먹은 사람이 있다면 처음부터 개인지도를 받는 것이 가장 좋은 방법이라고 거듭 말하고 싶다.

한 번 찐 살,
쉽게 빠지지 않는다

내가 운동을 시작하게 된 동기는 끊임없이 나를 괴롭히는 몸의 통증들 때문이었다. 어깨 통증과 두통, 고질적인 위염과 역류성식도염 등은 하루하루의 삶을 고통스럽게 했다. 그러한 통증들은 원인이 밝혀져도 치료가 힘든 질병들이다. 병원에 가도 그때뿐, 근본적 치료는 되지 않고 약만 가득 받아오는 것을 반복할 뿐이다.

마지막 방법이라고 생각한 것이 운동이었다. 운동뿐만이 아니라 어떤 분야이든 새롭게 시작한다는 것은 쉬운 것이 아니다. 그렇게 시작한 운동이 벌써 어언 이십 년이 다 되어간다. 결론부터 말하면 체력은 생각할 수 없을 만큼 좋아졌다. 그리고 여러 통증들은 뿌리는 뽑히지 않았지만, 상당히 줄어들었다.

　운동을 하자 그렇게 찌고 싶어 하던 살도 찌기 시작했다. 당시 가장 듣기 싫어했던 말이 살 좀 찌라는 말이었다. 그때는 살찌는 게 소원이던 때였으니 비만인 사람과 달리 살이 찌는 것을 걱정할 필요가 없었다. 운동을 하면서 땀을 흘리고 나서 먹는 음식은 정말 맛있다. 그때까지는 먹고 싶은 거 다 먹으면서 행복하게 운동을 했다.

　그런데 언제부터인가 살이 찌는 정도가 도를 넘어서기 시작했다. 아무리 먹어도 살이 찌지 않던 체질이라 걱정을 안 했는데 이제는 속수무책 살이 찌니 방관만 하고 있을 수가 없을 지경이 되어 버린 것이다. 거울에 비친 모습을 보면 그렇지 않아도 없던 허리는 어디로 사라지고 없었다. 체형은 늘어난 뱃살로 고등어 같은 모습이 되어 있었다. 건강과 체력을 향상하는 것도 중요하지만, 몸을 아름답게 가꾸는 것도 욕심이 나기 시작했다. 우선 불어난 살부터 빼기로 하고 운동량을 늘려서 더 열심히 했다.

　그러나 한 번 늘어난 살은 죽어라 운동을 해도 빠지지 않았다. 그래서 식사량을 줄여 보기로 했다. 위에서 이야기했듯이 살이 찌지 않던 체질이라 그때까지 먹고 싶은 것은 양껏 먹고 살았는데 그 맛있는 음식을 줄인다는 게 힘들 것 같았다. 그래도 더 이상 살이 찌는 것을 방관만 할 수 없어 시간을 두고 천천히 식사량을 줄여 나가기로 했다.

하루에 반 숟가락씩 덜 먹는 것으로 시작하여 매일매일 그렇게 줄여 나갔다. 상당히 힘들 것 같지만, 신기하게도 몸이 적응하는 것을 체험했다. 그렇게 하여 식사량이 평소보다 삼분의 일이 될 때까지 줄였다. 힘들 것 같았는데 그렇게 하고 보니 생각과 달리 어렵지 않았다. 뱃살이 눈에 띄게 들어갔다. 몸의 통증들도 어느 정도 줄어들고 원하던 살도 찌고 나아가 찐 뱃살을 다시 빼기도 했다. 그러자 욕심에도 가속도가 붙었는지 이제는 몸을 디자인하고 싶은 생각이 들었다.

내 몸은 키를 제외하고는, (키는 나와 같은 세대에서는 큰 편에 속함) 태어날 때부터 안 좋은 조건을 다 가지고 태어났다. 삐쩍 마른 몸에 허리가 굵고 아랫배는 나오고 게다가 골반이 작아 그야말로 여자로서는 매력 없는 일자형의 몸이다. 그런 체형을 재배치한다는 것은 상당히 어려운 일이다. 그것도 십 대나 이십 대의 젊은 나이라면 또 몰라도 삼십 대도 아니고 사십 대에 시작한 운동이니 이미 자기 자리를 확고하게 잡은 체형을 변화시키는 것은 여간 어려운 게 아니었다.

나름대로 열심히 운동해도 내 몸의 체형은 변하지 않았다. 운동 효과를 잘 보고 싶다면 트레이너에게 개인지도를 받는 것이 가장 좋은 방법이다. 그러나 나는 무식하게 혼자 운동을 했기에 세월이 흘러도 그 나물에 그 밥이었다. 그래서 그냥 선천적으로 타고 난 체형은 어쩔 수 없다 하고 체념해 버리기도 했다. 그러나 그로부터 많은 세월이 흘러 나는 나름대로 방법을 발견하고 지금은 빈약한 라인이지만 허리와 골반의 라인을 제법 찾게 된 것이다.

걷기에서
가장 중요한 것은 자세

걷기 운동에 있어서 가장 중요한 것은 자세다. 이것은 내 말이 아니고 전문가들이 한결같이 하는 말이다. 정말 그렇다. 한 시간을 걷더라도 아무렇게 걷는 것과 바른 자세로 걷는 것은 많은 차이가 나는 것을 직접 걸어 보면 알 수 있다. 전문가들이 이야기하는 바른 자세는 다리를 십일 자로 벌린 다음 허리를 곧추세우고 가슴을 활짝 벌린 상태에서 고개를 들고 시선은 멀리를 보되 약간 아래를 보며 걷는 것이다. 헬스장에서 걷는 사람들을 유심히 보면 온갖 다양한 자세로 걷고 있는 것을 볼 수 있다.

어떤 사람은 한쪽 어깨가 처진 채 걷고 있는가 하면 어떤 사람은 다리를 벌려 걷는 사람, 또 어떤 사람은 상체를 유독 앞으로 숙이고 걷는가 하면 어떤 사람은 고개를 숙여 걷기도 한다. 그중에서도 가장 많이 눈에 보이는 자세는 허리를 뒤로 빼고 걷는 모습이다. 물론 나이가 들어 허리에 들어가는 힘이 줄어, 자연 뒤로 빠지기도 하겠지만, 최소한 걸을 때만이라도 바르게 걷겠다는 마음으로 걸었으면 좋겠다. 개중에는 젊은 사람들도 허리를 뒤로 빼고 걷는 사람들이 있다. 허리를 숙이거나 고개를 숙이고 걷다 보면 그렇지 않아도 요즘 스마트폰을 들여다보느라 고개를 들 일이 없는데 더욱 거북목을 만드는 나쁜 결과를 초래할 수 있다. 걸을 때만이라도 고개를 들면 좋겠다.

전문가들이 하는 말에 따르면 허리는 곡선을 이루어야 척추를 받치는 기능을 제대로 하고 그에 따라 장기들도 제 기능을 하는 데 좋은 역할을 한다고 한다. 무엇보다 허리가 뒤로 나가 있으면 복부 운동이 제대로 안 된다. 지금 바로 자리에서 일어나 허리를 뒤로 한 번 빼 보라. 당장 아랫배가 가슴 쪽으로 불룩 솟아오르는 것을 눈으로 확인할 수 있다. 다시 허리를 곧추세우고 바른 자세로 서 보라. 허리를 곧추세우는 것만으로도 몸의 곡선이 살아나는 것을 느낄 수 있을 것이다. 허리를 곧추세운 다음은 척추 마디마디를 당겨 올리는 기분으로 목을 위로 쭉 당긴 후 가슴을 활짝 펴야 한다. 가슴을 활짝 펴게 되면 폐가 들어 있는 자리가 넓어져 호흡량이 많아진다고 한다. 가슴을 쪼그리고 있으면 폐가 활동하는 공간이 좁아 호흡량이 적다고 한다. 실제로 심호흡을 할 때 가슴을 활짝 펴고 하지 않는가. 호흡량이 많아지면 그만큼 가볍게 운동을 할 수가 있다.

바른 자세로 걸으면 몸이 가지고 있는 곡선대로 움직이는 것을 느낄 수 있다. 특히 허리가 똑바로 서면 허리 부분에 힘이 가는 것을 느낄 수 있다. 그 느낌을 유지하면서 발뒤꿈치가 먼저 지면에 닿게 걷는다. 처음에는 느린 속도로 시작하여 자신이 감당할 수 있는 속도로 걸으면 된다. 그렇게 걷다 보면 전체적으로 몸이 풀리는 느낌을 받을 것이다. 어느 정도 풀렸다 싶으면 좀 빠르게 걸어본다. 내 경우는 운동한 지가 오래되어 출발부터 그냥 본 속도로 걷는다. 보통 시속 6.6㎞에서 높게는 7.2㎞에 두고 걷는다. 운동을 이제 시작하는 사람이라면 처음부터 욕심을 내어 빠른 속도로 걸으면 오히려 몸에 부담을 가져올 수가 있다.

차츰 속도를 높여 숨이 찰 정도로 걸으면 땀이 나기 시작하면서 기분이 좋아진다. 땀을 통해 몸속 나쁜 성분들이 빠져나가고 있다는 생각을 하면 더 쾌감을 느낄 수 있다. 쾌감이 느껴지는 것은 운동할 때 우리 몸에서 베타 엔도르핀이란 호르몬이 분비되기 때문이라고 하는데 이는 마약과 맞먹는 진통 효과를 내는 작용을 하면서 기분을 좋게 한다고 한다. 운동하면 덤으로 얻을 수 있는 기쁨이다. 그러나 아무리 좋은 것도 본인이 하지 않으면 아무 쓸모가 없다. 지금은 지역민들의 건강을 위하여 지자체에서 운영하는 스포츠센터들이 많은데 적은 비용으로 이용할 수 있다. 많은 사람들이 이런 공간을 이용하여 즐겁고 건강하게 살았으면 좋겠는데 운동도 늘 하는 사람만 하는 것 같다.

처음 운동을 하러 오는 사람들을 지켜보면 대개 한 며칠 오다 그만두고 마는 것을 종종 본다. 헬스라는 운동이 자기 혼자 해야 하는 운동이다 보니 가뜩이나 처음 와서 아는 사람도 없고 어색한데 재미마저 없으니 포기하는 것일 게다. 이해가 가고도 남는다. 나 역시 그런 과정을 겪었기에 충분히 이해할 수 있다. 그러나 건강을 지키거나 몸매를 유지하겠다면 그만한 각오는 해야 한다. 처음 가는 곳이 어색한 것은 헬스장만이 아니다. 어느 분야라도 처음 가면 어색하고 정이 가지 않기 마련이다. 그러나 몸이 아프게 되면 그보다 더한 고통과 많은 시간을 감내해야 하는데 그것에 비하면 아무것도 아니다. 지금 당신 눈에 보이는 열심히 운동하고 있는, 오랫동안 운동을 하였을 싶은 사람들도 처음에는 다 어색하고 정이 안

가는 과정을 겪고 운동의 즐거움을 알게 된 사람들이다. 어색하고 재미없다고 그만두면 자신만 손해다.

기왕 운동을 시작했다면 처음의 어색하고 재미없는 시간들을 극복하면서 바른 자세로 걸어보자. 그런 후 기구 운동들도 하나씩 하나씩 배우다 보면 기분도 좋아지고 나중에는 운동하지 않는 날이 오히려 찜찜한 날이 올 것이다.

PART 2
///////////////////////

운동, 어떻게 할 것인가?
//

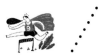

매력적인 몸매를 만들어주는
스쿼트와 데드 리프트

앞의 글(「일자형 체형 극복에 도움을 준 데드 리프트와 스쿼트」)에서 뱃살 빼기에 가장 효과적인 방법은 스쿼트와 데드 리프트였다고 하였는데 스쿼트와 데드 리프트라는 검색으로 내 글을 찾아온 사람들이 의외로 많았다. 그래서 내가 경험하고 체득한 스쿼트와 데드 리프트에 관한 글을 쓰고자 한다. 스쿼트와 데드 리프트의 일반적 효과는 아래와 같다.

하체 근육량 증가에 효과적이라 하체 단련을 목적으로 스쿼트를 하는 경우가 많다. 하반신의 대퇴사두근, 하퇴삼두근 등의 근육을 단련시킬 수 있으며 다리의 전체적인 균형을 잡아주는 효과도 있다. 하체 운동 중에서도 에너지 소모가 높아 체지방 감소에도 효과적이다.

단순한 동작에 비해 전신의 근육을 균형 있게 발달시키는 데 효과가 있다. 특히 몸의 뒤쪽으로는 승모근, 삼각근, 광배근, 척추기립근, 대둔근, 대퇴이두근, 비복근의 발달에 도움을 주고, 몸의 앞쪽으로는 대흉근, 완근, 복근, 상완이두근, 상완삼두근의 발달을 돕는다. 이에 따라 손의 악력, 관련 근육의 지구력과 민첩성이 증대된다. 전체적으로 군살이 없는 몸매를 만드는 데 도움을 준다.

내가 직접 해 보면서 느낀 것은 스쿼트와 데드 리프트는 둘 다 아주 좋은 운동이라는 것이다. 전신의 균형을 잡아주면서 필요 없는 군살들을 없애 주고 체형은 아름답게 만들어 주는 것 같았다. 물론 개인이 가진 고유한 몸에 한해서 말이다. 생각해 보라. 아랫배에 힘을 주고 허리를 곧추세워 가슴을 들어 올린 자세를 잡은 후, 적당한 간격으로 반쯤 앉았다 일어서기를 반복하다 보면 몸의 라인이 살아나지 않을 수가 없다.

특히 이 두 운동은 하체를 튼튼하게 하는 것은 말할 것도 없고 허리 근육도 탄탄하게 만들어 준다. 실제 스쿼트와 데드 리프트를 할 때의 올바른 자세를 뒤에서 보면 허리의 곡선이 빼어나다. 잘 알다시피 허리는 집으로 치면 대들보에 해당한다. 다른 곳의 통증도 견디기 힘들지만, 특히 허리에 통증이 있으면 하루하루가 고달프다. 전문가들이 이야기하는 올바른 자세의 허리는 곡선을 이루고 있어야 한다고 한다. 스쿼트와 데드 리프트, 이 두 운동은 허리를 강화하는 데도 좋은 운동이라고 할 수 있다.

상당히 좋은 운동임에도 불구하고 대부분의 여자들은 이 두 운동을 잘하지 않는다. 주로 하는 사람들은 남자들이다. 물론 이 두 운동은 트레드밀이나 자전거를 타는 것보다는 재미가 없다. 그리고 자세가 바른지 틀린지도 잘 알 수 없으니 운동을 시작한 지 얼마 되지 않은 사람들이 선뜻 다가가기 거북할 수도 있다. 하지만 개인지도를 받지 않는 이상 처음부터 잘하는 사람은 없다. 모르면 가끔 트레이너에게 물어봐도 되고 주위에 운동 좀 오래 한 듯한 사람에게 하는 방법을 물어봐도 된다. 좋은 운동은 하루라도 빨리 시작하는 게 효과적이다.

내 경우는 처음에는 맨몸으로 스쿼트를 하다가 어느 정도 몸이 풀리면 바를 어깨에 올리고 한다. 그러다 5킬로 바벨을 올리고 한 후, 10킬로짜리 바벨을 올려서 한다. 12.5킬로까지 올려서 해보았다. 그보다 무게를 더 올리려 하다가는 자칫 위험할 수도 있을 것 같았다. 바의 무게가 18킬로, 양쪽 바벨의 무게가 25킬로, 합하면 43킬로가 되는데 내가 들 수 있는 한계의 무게다. 데드 리프트 역시 처음에는 바만 들고 하다가 나중에는 바벨을 끼우고 한다. 처음에는 5킬로짜리를 들다가 나중에는 10킬로짜리를 끼워서 든다.

　물론 처음부터 그렇게 하기는 어렵다. 자칫 잘못하다가 큰 부상을 입을 수도 있다. 그러나 조금씩 하다 보면 누구나 이 정도는 할 수 있다. 균형 잡히고 군살 없는 몸을 만들고 싶은 사람이라면 단연코 스쿼트와 데드 리프트를 추천한다.

살을 찌우고 싶으면
헬스장에 가라

작은아들은 늘 마른 몸이 불만이었다. 원래 잘 먹는 성격이 아니라 살이 찌지 않는다고도 할 수 있겠으나 말라도 이건 너무 말라 늘 걱정이었다. 살이 지나치게 찌는 것도 문제지만 빼빼 마른 것도 여간 스트레스받는 게 아니다. 비만인 사람들이 옷을 입으면 모양이 잘 나지 않듯이 너무 마른 몸도 모양이 나지 않는 것은 매한가지다. 유독 살이 찌지 않는 아들을 위해 나는 살이 찐다는 보약이 있는 곳이라면 어디든 달려가서 지어 와 먹여도 보았다. 그러나 그들이 말하는 효과는 보지를 못했다. 군대에 가면 규칙적인 생활을 하고 몸도 많이 움직일 것이니 몸이 변할 수도 있다는 기대를 했다. 아니나 다를까, 휴가 나온 아들은 살이 좀 붙어 있었다. 그러나 그것도 한계가 있었다. 조금 올랐던 살은 전역을 하고 나자 얼마 지나지 않아 다시 예전의 모습으로 돌아와 버렸다.

나는 오랫동안 헬스장에서 운동했기에 헬스 기구를 이용해 운동을 하면 살이 찐다는 사실을 알고 있었다. 그래서 틈만 나면 아들에게 운동을 권했다. 문제는 아들이 그 말을 믿지도 않을뿐더러 운동을 해 보겠다는 마음조차 먹지 않는 것이었다. 헬스장에서 운동을 하는 남자들을 보면 그렇지 않은 사람들도 많지만 팔이며 다리가 근육으로 뭉쳐 굵어져 있는 것을 볼 수 있다. 그런 사람들은 근육이 발달하여 몸집이 아주 좋게 가꿔져 있다. 남자는 생물학적으로 여자에 비해 근육 발달을 잘하는 신체 조건을 가지고 있다고 한다. 그러니 운동을 하면 몸집이 변한다는 것은 기정사실이다. 그런데 어떻게 아들을 헬스장까지 데려가 운동을 하게 만드는가가 문제였다.

궁리 끝에 헬스장에 한 번 데려가 보는 것을 첫 목표로 정했는데 도통 안 가겠다고 해서 낭패였다. 지성이면 감천이라는 말을 믿고 듣기 싫을 정도로 한 번만 따라가 보자고 애원하다시피 이야기를 하자 한두 번 따라가기는 했는데 운동을 하려고 하지는 않았다. 분명히 방법이 있는데도 하지 않고 살이 찌지 않는다고 고민하는 아들을 보며 안타까워 애태운 적이 여러 번이었다. 평안 감사도 제 하기 싫으면 안 되듯이 본인이 싫다니 도리가 없는 노릇이었다.

그러다 몇 년 전, 아들이 혼자서 해외여행을 가게 되었다. 여행하는 동안 게스트 하우스에서 여러 나라 사람들과 어울려 지냈는데 그때 가장 많이 들었던 말이 몸이 왜 그렇게 말랐느냐고 하는 말이었다고 한다. 그 말들에 얼마나 스트레스를 받았던지 돌아와서는 엄마가 그렇게 애원해도 하지 않던 운동을 해 보겠다고 하는 것이었다. 당장 아들과 집 근처에 가장 좋다고 하는 헬스장으로 가서 트레이너에게 상담을 요청했다. 아이가 원하는 점을 분명히 말하고 운동을 하면 원하는 결과를 얻을 수 있는가를 물어보았다. 트레이너는 물론 가능하다고 했다. 이왕 시작하려면 정확히 배우는 게 지름길임을 익히 알고 있던 나는 아이의 마음이 행여 변할까 봐 바로 등록을 하고 개인지도도 신청을 하였다.

아들은 다음 날부터 운동하러 갔다. 가면서도 효과에 대해서는 별로 신뢰감을 가지고 있지 않은 듯한 모양이었다. 누구나 그러하듯 눈으로 직접 확인하지 않은 사실들이나 현상들에 대해서 아들 역시 믿으려 들지 않았다. 그러나 반전이 일어나는 데는 오래 걸리지 않았다. 아들은 개인지도를 받으면서 음식도 트레이너가 짜 주는 식단대로 먹었다. 일주일을 넘어서면서부터 아들의 몸은 하루가 다르게 변해 가기 시작했다. 분명 몸이 변할 것이라고 믿고 있던 나도 놀라워할 정도의 빠른 속도로 아들의 몸은 변하기 시작했다. 그리고 한 달이 가까워지자 자그마치 십오 킬로그램의 몸무게가 늘어났다. 아들은 평소 몸무게가 오십이 킬로에서 오십오 킬로를 넘지 못했다. 그래서 늘 몸무게가 육십 킬로를 넘는 게 소원이었는데 무려 칠십 킬로까지 늘어난 것이다. 그러니 아이의 입이 흠뻑 벌어지지 않겠는가.

엄마가 운동을 권할 때는 호응을 해 주지 않던 아들도 운동의 효과를 직접 체험하고 나니 운동을 대하는 태도가 백팔십도로 바뀌었다. 아들은 더 이상 엄마가 이야기하지 않아도 스스로 운동을 하러 간다. 그렇게 운동을 시작한 지가 벌써 이 년이 넘었다. 물론 사람마다 기본적으로 가지고 있는 조건과 체성분의 성향은 천차만별일 것이다. 그래서 아들의 경우가 모든 사람에게 들어맞는다고는 할 수 없을 것이다.

그러나 근 이십여 년 동안 헬스장에서 운동하면서 눈으로 지켜본 오랜 경험에 의하면 살을 찌우는 것이라면 적어도 남자는 여자보다 쉽다는 사실이다. 살이 쪘다고 표현했지만, 사실은 근육이 늘어난 것이라고 할 수 있다. 여자보다 근육 발달에 유리한 신체 조건을 가지고 태어난 남자는 그만큼 몸집을 늘리는 게 쉽다는 이야기다. 그러니 살을 찌우고 싶은 사람, 특히 남자라면 지금 당장 헬스장에 가서 운동하라.

운동, 망설이지 말고 당장하라

남들이 해 주는 말에
감사하자

헬스장에서 운동을 하다 보면 평소 말 한마디 하지 않고 지내던 사람이 다가와 자세에 관해 이야기 해 줄 때가 있다. 이럴 때는 기분 나쁘게 생각하지 말고 감사하는 마음을 가져야 하는데 오래전에 나는 그러지를 못했다. 자기가 얼마나 잘 알기에 남의 자세를 물어보지도 않았는데 지적을 한단 말인가. 나도 운동이라면 한마디 할 만큼 제법 오래 했는데 번데기 앞에 주름잡는 것도 아니고 스님 앞에서 목탁 두드리는 것도 아니고 하면서 못마땅하여 했다. 그런데 남의 자세를 지적해 주는 사람들이 과연 스님 앞에서 목탁 두드리려고 그러는 것일까. 절대 아니다. 그 사람들은 운동 자세를 잘 알고 있는 사람들이다. 물론 개중에는 그렇지 않은 사람도 있겠지만 대부분 운동 자세를 정석으로 알고 있는 사람들로서 틀린 자세로 운동하는 사람을 보고 안타까운 마음에 가르쳐 주려는 것이다.

그러니 헬스장에서 트레이너도 아니면서 운동하고 있는데 다가와 자세를 바로 가르쳐주는 사람이 있다면 삐딱하게 생각하지 말고 감사하게 생각해야 한다. 사실 몸값이 비싼 트레이너들에게 한번 개인지도를 받으려면 꽤 비싼 비용을 지불해야 한다. 유명 트레이너들은 말할 것도 없고 동네에 있는 조그마한 헬스장에서도 개인지도를 받으려면 비용을 제법 지불해야 한다. 그런데 공짜로 자신의 재능을 기꺼이 나누어 주니 얼마나 고마운 일인가. 머리가 재빨리 돌아가는 사람이라면 그런 계기를 기회로 삼는다. 자세를 가르쳐 준 데 감사하다며 인사를 하고 개인적 친분을 만들다 보면 나중에 다른 자세까지 물어보고 도움을 받을 수도 있다.

헬스장에서 운동한 지가 어언 이십 년이 되어가지만 사실 내 운동방법은 정확하게 말하면 사이비다. 처음 운동을 하러 갔을 때가 2000년도였는데 헬스장은 시내 외곽에 있는 아주 작은 곳이었다. 트레드밀과 기구 몇 개가 모두였는데 트레이너도 없고 원장이 직접 에어로빅을 주로 가르치면서 헬스는 구색으로 하는 곳이었다. 지금도 그렇지만 헬스장에 가면 처음 왔다 하여 운동하는 방법을 가르쳐 주지는 않는다. 기껏해야 처음 온 사람에게는 트레드밀을 타는 정도만 가르쳐 준다.

원장은 처음 온 나에게 트레드밀을 타는 것을 가르쳐 주었다. 다음에 하이 폴리와 버터플라이 정도를 가르쳐 주었는데 그것으로 끝이었다. 자세와 호흡을 어떻게 해야 한다는 지식이나 상식도 전혀 없이 나는 그렇게 운동을 시작하였다. 그러니 경력으로 치면 적지 않은 세월이지만 질적인 면에서 보면 아직도 부족한 면이 상당히 많다.

헬스장에서 운동하는 사람들은 대개 혼자 오는 경우가 많다. 물론 친구나 부부간에 오는 사람들도 있지만 혼자 오는 사람들이 대부분이다. 헬스를 하는 사람들의 성향은 차분한 편이라고 할 수 있다. 에어로빅이나 댄스스포츠를 하는 사람들을 보면 평소에도 성격이 활발하고 사람들과 잘 어울리는데 헬스를 하는 사람들은 운동을 오래 하면서도 웃고 인사를 나누는 경우가 쉽지 않다. 알아도 그냥 목례만 하고 자신의 운동만 묵묵히 하는 경우가 대부분이다.

지금 다니는 곳은 이사를 온 후 다닌 곳이라 이제 삼 년째로 접어들고 있다. 이곳은 예전에 살던 곳과 달리 아파트가 밀집해 있어 사람들이 제법 많고 그중에는 헬스에 일가견이

있다 할 만큼 운동에 대한 자세를 잘 알고 있는 사람들이 몇
몇 있다. 어느 날 하이 폴리를 하고 있는데 어떤 사람이 내 자
세가 조금 잘못되었다며 바르게 하는 방법을 가르쳐 주었다.
예전 같았으면 기분이 상했겠지만 감사하게 생각하면서 귀담
아들었다.

기구 운동을 할 때는 힘을 쓰고 이완하는 자세를 반복한
다. 그런데 힘을 쓴 후 돌아오는 자세는 자신도 모르게 반동
의 힘으로 돌아오는 경우가 많다. 반동의 힘으로 돌아오면 운
동 효과가 반감이 되는데 횟수에 대한 욕심과 또 무의식중 쉽
게 하려는 마음에 많은 사람들이 반동의 힘으로 돌아오는 운
동을 한다. 그 사람은 하이 폴리를 하는 내 자세와 이완의 속
도가 반동에 의해 되고 있다는 것을 지적했다. 그리고 오른
쪽 어깨가 왼쪽에 비해 높은데 그럴 때 어떻게 해야 하는지도
가르쳐 주었다. 오른쪽 어깨가 높다는 것은 나도 알고 있는
사실이었다.

나와 같이 오른쪽 어깨가 높은 사람은 하이 폴리 기구로
운동할 때는 바를 잡을 때, 오른팔이 왼팔보다 좀 더 바깥쪽
을 잡아야 한다고 했다. 즉 어깨가 낮은 쪽은 조금 안쪽으로
잡고 높은 쪽은 조금 바깥쪽으로 잡으면 된다고 가르쳐 주었
다. 그러면 자연 불균형으로 인해 어깨높이가 같아진다는 것

이었다. 그런 자세로 꾸준히 반복하다 보면 양쪽 어깨높이가 같아진다고 했다. 아는 것과 모르는 것의 차이는 참으로 크다. 그동안 운동을 해 오면서 이 간단한 원리를 나는 몰랐다. 그 사람이 가르쳐 주지 않았으면 지금도 몰랐을 것이다.

트레이너들은 운동하는 사람들의 개인 강사가 아니기에 돌아다니며 개개인의 자세까지 가르쳐 주지 않는다. 물론 그렇지 않은 트레이너들도 있겠지만, 대개는 그렇게 하지 않는다는 것이다. 그러니 헬스장에서 모르는 사람이 다가와 자세를 잡아주면 고깝게 생각하지 말고 감사히 받아들여야 한다.

헬스장에서
이삭줍기

옛날에는 종종 곡식이나 뿌리채소인 감자나 고구마 등의 이삭을 줍기 위해 다녔던 기억이 있다. 수확을 끝낸 감자밭이나 고구마밭, 그리고 밀밭과 보리밭 등에 가면 상품 가치가 떨어지는 못생긴 것들과 조무래기들이 제법 많이 흩어져 있었다. 그래서 어느 밭에서 감자나 고구마를 캔다는 소식이 들리기라도 하면 병아리를 채려고 하늘 위에서 기회를 노리는 매처럼 달려갈 준비를 하고 수확이 끝나기를 기다렸다.

밀이나 보리 이삭 같은 것은 학교에서 주워 오라고 했기에 이삭을 주우면 학교에 가지고 갔고 감자나 고구마 같은 것은 집에 가져와서 쪄 먹었다. 먹을 게 늘 궁하던 때라 많은 사람이 이삭줍기하던 시절이었다. 지금 같으면 그냥 주더라도 먹지 않을 것들이지만 그때는 주인에게 버림받은 이삭들이 주린 배를 달래 주는 고마운 양식이 되어 주었다. 지금 노년과 중 장년인 사람들은 이삭이라는 말에 어린 많은 추억이 있을 것이다. 그러나 세월이 바뀌고 먹을 것이 풍요로운 요즘 시대에도 간혹 아주 유용한 이삭들을 주울 때가 있다.

무식하면 용감하다는 말이 있듯 나는 헬스에 관해서는 아이들 말에 의하면 1도 알지 못하면서 과감하게 운동을 시작하겠다며 혼자서 찾아간 경우다. 그러니 처음 간 곳에 대한 어색함과 처음 보는 사람들과 기구들에 대한 부담감에 사실은 많은 주눅이 들었다. 생각해 보라, 처음 가는 곳에 누군가와 함께 간 것도 아니고 혼자서 갔으니 얼마나 뻘쭘하고 어색했겠는가. 게다가 지금은 나이도 들고 해서 그나마 좀 나아졌지만 소심하고 부끄러움이 많은 성격이라 먼저 나서서 말을 붙이거나 물어보는 용기도 없었으니 곁눈질로 다른 사람들이 하는 것을 보고 흉내를 내는 시늉으로 시작했다고 해도 과언이 아니다.

그렇게 하루, 이틀이 지나고 한 달, 두 달이 지나도 그만두지 않고 운동을 계속하러 오는 나를 보고 하루는 며칠 하고 그만둘 줄 알았는데 의외로 대단하다며 키 작은 원장이 칭찬

하는 것이었다. 아마 하루 이틀 해 보고 그만두는 사람들이 태반이니 나 역시 그럴 줄 알았던 모양이었다. 더구나 누구와 함께 온 것도 아니고 생뚱맞게 어느 날 혼자 찾아와서 운동하겠다고 했으니 당연히 그런 생각이 들 수도 있었을 것이다.

그렇게 시작한 운동이 비가 오나 눈이 오나 바람이 불거나 해도 빠지지 않고 꾸준히 한 지가 벌써 이십 년을 바라보고 있다. 지금 와서 생각해 보면 처음에 기구를 사용하는 방법이나 운동에 관해 몰랐을 때, 주위에 좀 오래된 듯한 사람들에게 물어보았더라면 적지 않은 도움을 받아 조금은 쉽게 운동을 알아갈 수 있었을 텐데 하는 생각이 들지만, 그때는 막무가내 무식으로 밀어붙인 시절이었다. 운동은 하면 할수록 다양한 응용 자세가 있고 그에 따른 효과 또한 제각각이라는 것을 느낀다. 빈 깡통이 요란하다고, 그렇게 제법 세월이 흐른 후에는 나도 운동 좀 하는 사람인 양 몸에 힘도 주고 했지만 지금 와서 생각하면 선무당이 꼴불견 짓을 한 것이었음을 알고 창피한 생각이 들기도 한다.

헬스를 시작하려고 마음먹었다면 무엇보다 유능한 트레이너에게 개인지도를 받아서 시작하는 것이 가장 좋은 방법이다. 나처럼 이리저리 우회하는 데 날려버리는 시간을 줄일 수 있고 몇 배의 효과를 빠른 시일에 얻을 수 있기 때문이다. 그러나 여러 가지 이유로 그럴 수 없을 때는 용기를 내어 주위 사람들에게 물어보거나 잘하는 사람들의 자세를 유심히 보고 배우는 것도 한 방법이다. 헬스장에는 운동을 바른 자세로 잘하는 사람들이 많다. 그리고 개인지도를 받고 있는 사람들도 간혹 볼 수 있는데 그 기회를 놓치지 않고 활용하는 것도 좋은 방법이다.

개인지도를 받는 사람은 트레이너에게 비싼 비용을 지불하고 배우는 사람이다. 그래서 트레이너가 하는 말은 그냥 떠드는 말이 아니라 그에 상응하는 값을 지불해야 들을 수 있는 값비싼 지식이다. 그러니 어떤 사람이 트레이너로부터 개인지도를 받는 경우를 보게 되면 가급적 그 근처에서 운동하면서 트레이너가 하는 말에 귀를 세우고 들으면 마치 수확이 끝난 밭에서 이삭을 줍듯 유용한 지식을 얻어 내 것으로 만들 수가 있다.

이삭은 곤궁한 시절에 밭에서만 줍던 것이 아니다. 헬스장에서만 주울 수 있는 것도 아니다. 글을 쓰다 보면 어떤 때는 글감이 떠오르지도 않을 뿐만 아니라 지금껏 어떻게 글을 썼는지 모를 정도로 글이 안 써질 때가 있다. 그믐밤같이 글 시계(視界)가 캄캄하여 태어나 한 번도 글을 써 본 적이 없는 것 같이 느껴질 때가 바로 그런 때다. 그럴 때는 가보지 않은 곳으로 여행을 가든지 또 다른 분야에서 모험 같은 것을 해 보면 글 시야를 밝히는 데 도움이 될 수도 있다. 그러나 시간에 쫓기며 살다 보니 그러기에는 한계가 있다. 해서 그런 숨 막히는 시간이 찾아올 때면 사람들과 나누는 일상의 이야기에도 신경의 촉수를 꼿꼿이 세워서 듣는다.

때로는 그런 이야기에서, 때로는 이야기 속에 나오는 단어 하나에서 영감을 얻어 글을 쓴 경우도 제법 있다. 살아가다 보면 꼭 돈을 내고 찾아간 강의실이 아니더라도 요소요소에서 생각이나 지식, 심지어는 지혜도 주울 수 있다. 그리고 그것들이 유용한 마음의 양식으로 쌓여 영혼을 살찌우기도 한다.

운동 효과의 정체기,
운동의 내성 극복하기

살을 빼기 위해 운동을 해 본 사람은 알 것이다. 처음 한동안 격렬하게 운동을 하고 식사량을 조절하면 눈에 띄게 살이 빠지는 것을. 그러나 그런 현상은 오래가지 않는다. 운동하면서 알게 된 것은 똑같은 반찬만 먹다 보면 물리어 맛이 반감되듯 인체 역시 반복되는 운동에 반응하는 폭이 줄어든다는 사실이다. 그래서 오랫동안 운동을 했는데도 몸에 별 변화가 없는 것을 알 것이다.

내가 운동하는 헬스장에는 늘 같은 운동을 반복하는 사람이 있다. 그 사람은 제법 몸집이 있는 편인데 가만히 보면 매일 같은 운동만 줄기차게 한다. 지금 헬스장으로 온 지가 삼 년이 지났다. 그 사람은 그때 처음 볼 때부터 지금까지 오직

한 가지 운동만 하고 있다. 강도도 적지 않아 운동을 마치고 나면 운동복이 땀으로 흠뻑 젖어 있는 것도 본다. 그런데도 그 사람의 몸은 처음 볼 때와 똑같다. 몸무게를 비교 검사한 것이 아니라 정확히는 알 수 없지만, 눈으로 볼 때는 조금의 변화도 없어 보인다.

그 사람이 하는 운동방식은 트레드밀의 경사도를 가장 높게 하여 걷는 것이다. 걸을 때는 두 손으로 옆에 있는 손잡이를 잡고 걷는데 손잡이를 잡고 걸으면 잡지 않고 걸을 때보다 힘이 덜 들어 운동 효과가 떨어진다. 물론 손잡이를 잡고 경사를 높게 하여 수십 분을 걷는 것도 적은 양의 운동은 아니다. 하지만 경사도가 낮더라도 손잡이를 잡지 않고 자세를 바르게 하여 걷는 방법이 훨씬 효과가 있다. 그리고 이것저것 여러 가지 운동을 교체하며 하는 것도 좋은 방법이다. 한번 말을 해 볼까 하다가 어떻게 받아들일지 알 수 없어 그냥 두기로 했다.

운동하면서 생기는 내성을 극복하는 방법은 한 가지 운동만 계속하지 않는 것이다. 예를 들면 오늘 팔 근육을 자극하는 운동을 했다면 내일은 다리 근육을 자극하는 운동을 하고, 오늘 어깨 근육을 튼튼하게 하는 운동을 했다면 내일은 허벅지 근육을 키우는 운동을 하는 방식으로 하는 것이다.

운동, 망설이지 말고 당장하라

또 다른 날은 크로스를 비롯한 복근 운동과 훌라후프 돌리기 등의 방법으로 한 가지 운동을 할 때 일어나는 신체의 정체 현상을 극복할 수 있다. 내 경우는 유산소 운동은 매일 기본으로 하고 기구 운동은 이렇게 바꿔 가면서 한다.

운동을 꾸준히 하다 보면 이 운동이 좋다, 저 운동이 좋다 하는 많은 이야기들을 주위에서 듣거나 방송에서도 보게 된다. 남들이 좋다는 운동을 이것저것 하다 보면 자신한테 맞는 운동이 어떤 것인지 조금씩 감이 오기 시작한다. 어깨가 많이 아프다면 어깨 근육을 강화하는 운동을 주로 많이 하면 좋을 것이고 무릎이 아프다면 무릎 근육을 강화하는 운동을 주로 하면 좋을 것이다. 특정한 사람에게 좋은 운동이 나한테도 꼭 좋지만은 않을 때도 있다.

사람은 개개인이 고유의 체형과 체력을 가지고 있기에 자신만의 강한 부분과 약한 부분이 있다. 그래서 하나의 운동이 주는 효과가 모두에게 같다고 할 수 없다. 노란색의 크레파스를 빨간 색깔과 파란 색깔 위에 덧칠하면 각각 다른 색이 나타나듯 개인이 가진 기저에 따라 운동도 다르게 반응하는 것이다. 나는 하루 두 시간 운동하는데 유산소 한 시간을 기본으로 하고 나머지 한 시간은 기구 운동 즉, 근력 강화운동을 한다. 물론 쉬지 않고 두 시간을 꼬박 하는 것은 아니다. 웨이트 운동을 할 때는 중간중간 휴식을 하면서 한다. 유산소 운동으로는 트레드밀을 걷는 것과 자전거를 타기를 한다.

전문가들의 말에 따르면 무산소 운동을 먼저 한 후에 유산소 운동을 하면 몸에 있는 지방을 태우고 불순물을 배출하는 데 효과적이라 하지만 나는 하고 싶은 대로 한다. 어떨 때는 유산소 운동을 먼저 하기도 하고 어떨 때는 뒤에 하기도 한다. 한동안은 전문가의 말을 전적으로 믿고 기구 운동을 한 다음 유산소 운동을 했지만 먼저 하는 것과 별반 차이를 느낄 수 없었다. 해서 유산소를 언제나 먼저 하는 편인데 오히려 유산소를 먼저 함으로써 몸이 전체적으로 깨어나 유연해지는 것 같은 기분이 든다. 가끔 운동하는 것이 지루한 날이 있을 때는 순서를 아무것이나 마음대로도 한다.

어떤 날은 유산소를 한 후에 스쿼트만 한 백 번을 할 때도 있고 데드 리프트만 백 번을 할 때도 있다. 그리고 또 어떤 날은 요가실에 가서 요가를 하기도 한다. 오래전에 요가를 하였기에 적지 않은 동작을 알고 있다. 가끔 변화를 느끼고 싶을 때 유용하게 이용한다. 나라고 운동하기 싫은 날이 없겠는가. 그러나 하기 싫은 날도 운동을 하고 나면 역시 잘 왔다는 생각을 늘 한다. 중요한 것은 이렇게 하든 저렇게 하든 운동을 하는 것이다. 사람이 한 끼만 먹고는 살 수 없듯 운동도 꾸준히 해야 적어도 원하는 목적을 이룰 수 있다. 나는 내 인생에서 가장 잘한 것 중 하나를 들라면 누구에게라도 운동을 든다.

혹 나처럼 혼자 헬스장을 찾아 개인지도를 받지 않고 운동하기를 원하는 사람이라면 운동을 하면서 생기는 내성은 여러 가지 운동을 섞어서 하면 극복할 수 있다는 것을 알려주고 싶다.

지루한 운동을 극복하기 위한
시간 쪼개기

헬스는 느끼기 나름이지만 지루하기 짝이 없는 운동이다. 처음 운동을 접하는 사람은 그래서 쉽게 적응을 하지 못하고 얼마 못 가 포기하고 마는 경우가 많은지 모른다. 기구를 사용해서 하는 무산소 운동이나 자전거와 트레드밀을 타는 유산소 운동도 지루하기는 마찬가지다. 그 지루함을 조금이나마 없애고 흥을 돋우며 운동을 할 수 있게 하려고 헬스장에는 종일 빠른 박자의 음악이 틀어져 있다. 물론 오래된 사람은 운동 자체에 중독되었다 할 정도로 매료되어 저 좋아 운동을 하니 지루함 같은 것은 잘 느끼지 않지만 그래도 예외는 아니다.

헬스장에 처음 오는 사람들이 가장 많이 하는 운동은 트레드밀 위에서 걷는 것과 자전거 타기다. 그런데 보는 것과 달리 트레드밀 위를 걷는 것과 자전거 타는 것 역시 생각보다 아주 지루하다. 스포츠용품을 홍보하는 광고사진 같은 데서 멋진 모습으로 걷는 늘씬한 모델의 모습을 볼 때는 덩달아 광고 속 모델처럼 걷는 상상이 되기도 한다. 하지만 막상 헬스장에서 해 보면 광고 속의 모델처럼 멋지고 재미있지도 않다. 헬스장에서 지급되는 똑같은 운동복이 예쁜 것도 아니고 거울에 비친 자신의 모습 또한 광고 속 모델과는 비교도 안 되는 모습을 보여주고 있으니 더욱 주눅이 들고 자신이 없어진다. 그리고 막상 트레드밀이나 자전거 위에 올라타면 시간은 또 얼마나 더디게 흐르는지 모른다. 모두가 그렇지는 않지만 처음 오는 사람들 가운데 어떤 사람은 오 분을 견디는 것도 어려워한다.

나는 트레드밀 위에서 걷기를 할 때는 오십 분에서 한 시간, 조깅을 할 때는 한 시간에서 한 시간 반을 달린다. 운동한 지가 이십 년 가까이 되지만 그런 나도 때로는 운동하는데 지루함을 느낀다. 그러니 처음 오는 사람은 처음 대하는 낯선 환경에서 처음 하는 운동이 얼마나 지루하고 재미없게 느껴지겠는가. 너무나 당연한 현상이다. 그래서 나는 트레드밀 위에서 걷거나 달리면서 느끼는 지루함을 줄이는 방법을 나름대로 이용하고 있다. 그것은 목표한 시간을 작게 나누어서, 운동하는 동안 작은 목표만 생각하면서 걷거나 달리는 방법이다. 즉 한 시간을 걷는다면 처음부터 한 시간을 걷는다고 생각하지 않고 분 단위를 목표로 걷는 것으로 생각하면서 걷는 것이다.

나는 헬스장에 갈 때 0.9ℓ짜리 물병(그보다 큰 물병은 가지고 다니기에 버겁다)에 천일염을 조금 넣어서 들고 간다. 운동하다 보면 겨울에는 심하게 땀을 흘리지 않지만, 겨울을 제외한 대부분은 옷이 젖을 정도로 땀을 흘리게 된다. 그러니 물을 마셔야 하는 것은 물론이고 땀으로 소모된 염분도 보충을 해주는 것이 맞다 여기기 때문이다. 물론 언론에서는 짜게 먹으면 건강에 좋지 않고 온갖 성인병에 걸린다며 가능한 염분을 줄이라고 하지만 나는 염분을 줄이라는 말에는 그리 민감하게 반응하지 않는 편이다.

물병을 곁에 두고 걷다가 삼 분이 지나면 물을 한 모금 마신다. 그다음에는 오 분, 팔 분, 십 분 이렇게 시간을 나눠 인식하면서 나눈 시간에 도달하면 단계별 목표에 도달을 자축하는 의미로 한 모금의 물을 마신다. 그것은 거기까지 도착하느라 노력한 자신에게 한 모금의 물이라는 보상을 하는 것과 같은 역할을 하게 스스로 만드는 것이다.

그렇게 하다 보면 내가 걷는 것은 마치 삼 분이나 이 분인 것처럼 생각하게 되어 덜 지루하게 여기게 되는 것이다. 때로는 숫자를 세어 보기도 하고 가톨릭의 기도문 같은 것을 외워 보기도 했다. 그러다가 시간을 나누어 걷는 방법도 떠올리게 되었다. 궁리 끝에 내가 생각해 낸 방법인 줄 알았는데 자기 계발서 같은 책들을 읽어 보니 삶의 목적을 이루기 위해서 이러한 방법을 많이 권하고 있는 것을 알게 되었다. 즉 이루기 힘들 것 같은 큰 목표도 할 수 있는 가장 작은 단위로 쪼개서 시작하면 원하는 목표를 이루는 데 많은 도움이 된다는 거였다.

또 다른 방법은 음악을 들으면서 하는 것이다. 나도 가끔은 음악을 들으며 하기도 한다. 한 곡의 음악은 대개 짧게는 삼 분에서 길게는 오 분, 팔 분 정도 소요된다. 노래 한 곡이 끝나면 시간이 그만큼 흘러가니 지루함을 덜 느끼게 되는 것이다. 물론 헬스장에는 처음부터 음악이랑 함께 존재해야만 하기라도 하는 듯 내내 음악이 흐른다. 흥을 돋운다는 점에서는 제 역할을 다 하는 음악이지만 헬스장에서 나오는 음악이 모두가 좋아하는 음악은 아니다. 그러니 음악으로 지루함을 줄이겠다고 생각하면 이왕이면 자신이 좋아하는 음악을 들으며 하는 게 좋다. 그렇게 하려면 이어폰을 껴야 한다.

내 경우, 이어폰으로 듣는 데는 일정한 한계가 있다는 것을 느꼈다. 젊었을 때는 느끼지 못했던 것인데 즉 며칠을 이어폰을 사용하면 한동안은 반드시 쉬어야 하는 것을 깨닫게 된 것이다. 계속 연달아서 이어폰으로 음악을 듣다 보면 머리만 아니라 몸 전체가 멍해지는 느낌이 드는 것을 느꼈다. 그러니 음악을 듣는 것은 가끔 사용하는 방법이다. 어떤 사람들은 이어폰을 가져와 트레드밀에 설치되어 있는 텔레비전의 코드에 꽂고서 텔레비전을 보고 들으며 지루함을 쫓기도 한다. 어떤 사람은 건강 프로그램을, 어떤 사람은 다큐를, 또 어떤 사람은 드라마 방송에 채널을 맞춰 운동하는 것을 볼 수 있다. 어떠한 방법을 사용하든 운동을 하다 보면 자신만의 방법을 찾기 마련이다. 그러니 처음 헬스장에 와서 지루하다고 지레 겁먹고 포기하면 안 된다.

운동 효과를 극대화하는
이미지 메이킹을 하라

2009년 8월, 경기도 한 한적한 마을에 버스 석 대가 스르르 미끄러져 들어왔다. 사람들은 이런 오지에 웬 관광버스 행렬일까 하다 버스에서 내리는 사람들이 모두 꼬부랑 할머니, 할아버지들인 게 더욱 의아해했다. 지팡이에 의지해 간신히 발걸음을 떼는 할아버지들과 눈이 침침한지 연신 눈을 껌벅거리는 할머니들은 마을 회관처럼 생긴 큰 집에 들어갔다. 집 안에 있는 짐들은 하나같이 20년 전인 1989년 8월 이전의 것들이었다. 집에 들어선 노인들도 그것을 보고 의아해하기는 마찬가지였다. 독서대의 신문도, 잡지도, 서가의 책도, 음반도, 집안의 가구도, 부엌의 냉장고도 모조리 20년 전 것들이었다. 텔레비전을 틀어보고는 눈이 더욱 휘

둥그레졌다. 방송에서 흘러나오는 내용도 20년 전의 것들이었다. 그때 이상야릇하게 생긴 집주인이 스르르 나타나 더욱 괴상망측한 주문을 하는 것이었다.

"여러분은 앞으로 일주일간 이곳에 머물면서 1989년 이전에 일어난 일에 대해서만 말하고 생각해야 합니다. 보는 것도 20년 전 것들만 보고, 행동도 20년 전처럼 해야 해요. 20년 전 사진을 붙인 신분증도 늘 목에 걸고 다녀야 합니다."

노인들은 의아해했지만 그 사람이 말한 대로 생활을 하였다. 하루, 이틀 지나면서 조금씩 이상한 현상이 나타나기 시작했다. 20년 전을 향해 거꾸로 돌아가는 것이 아닌가? 꼬부랑 허리는 날이 갈수록 꼿꼿해지고, 관절통도 사라지며, 얼굴 주름살도 펴지는 것이었다. 돋보기를 쓰던 노인들은 돋보기를 벗어버렸고, 지팡이를 들었던 노인들은 지팡이를 내던졌다.

일주일이 지나자 의사들이 정밀 검진을 해보았다. 그런데 놀라운 결과가 나타났고 의사들은 딱 벌어진 입을 다물지 못했다. 손의 악력, 팔다리의 근력, 시력, 청력, 혈압, 콜레스테롤 등 모든 면에서 노인들의 몸이 놀랍도록 젊어 있었기 때문이다. 심지어 지능까지 높아져 있었다.

이런 꿈같은 일이 가능할까. 이는 실제로 일어난 일이다. 하버드 대학의 랭거 교수가 75세 이상 노인들을 대상으로 1979

년 미국 뉴햄프셔 주의 한 한적한 마을에서 실시한 실험과 똑같은 상황인데 이 실험에서도 위와 같은 결과가 나왔고 그로부터 30년이 흐른 2010년 9월, 영국의 BBC 방송이 랭거 교수의 자문을 받아 비슷한 실험을 해보았는데 비슷한 결과가 나왔다고 했다.

위의 글은 감상운의 책, 『왓칭』 78쪽에서 81쪽의 글을 요약한 것이다(옮겨 온 글이라서 문장도 가능한 한 원문 그대로를 옮겼다). 이렇게 장황하게 글을 옮겨온 것은 운동할 때도 몸이 좋은 쪽으로 변화한다는 상상을 하면서 하라는 이야기를 하기 위해서다. 윗글에서도 알 수 있듯이 사람의 몸은 상상한 대로 이루어질 수도 있다 한다. 위의 책에서는 이루어질 수도가 아니라 이루어진다고 하고 있는데 나는 조금 유연하게 표현하고 싶다. 오래전부터 이미지 메이킹이란 것이 대두되고 있다. 사람의 무의식 층에는 우리 자신도 알 수 없는 어마어마한 능력이 잠재되어 있다고 한다. 이미지 메이킹이란 이렇게 무의식 속에 내재해 있는 잠재력을 이용하여 내면과 외면의 모습을 자신이 원하는 방향으로 가꾸어 나가는 것을 말하는데 그것을 실천하는 중요한 방법이 상상이라고 하고 있다.

위 책에서도 상상에 대한 중요성이 군데군데 강조되어 있다. 실제 저자인 김상운은 '내 배가 출렁거리면서 지방질이 다

빠져나가고 있어.'라고 상상하며 걷다 보니 실제로 배가 텅 비어 가는 느낌이 오기 시작하고 불과 몇 주 만에 똥배가 쑥 들어갔다는 체험담을 실어 놓고 있다. 하지만 내 경우에는 그런 드라마틱한 경험은 한 적이 없다. 그러나 전혀 효과가 없다고는 할 수 없기에 이미지 메이킹을 하라는 것이다.

운동하면서 모든 여자들, 아니 요즘은 남자들도 몸매에 대해 가지는 관심이 적지 않다. 특히나 신경이 쓰이는 불룩하게 나왔던 배가 들어가고 멋진 몸이 만들어진다는 상상을 하면서 운동을 하면, 하는 동안이라도 기분이 좋을 것이고 나아가 자신도 모르게 그렇게 되기 위한 노력을 하게 될 것이다. 예를 들면, 운동으로 건강을 증진하고 몸을 아름답게 한다는 상상을 늘 하게 되면 자연히 먹는 것도 조금 덜 먹는 생각을 하게 될 것이고 평소 몸의 자세도 바르게 하려 신경을 쓸 것이며 운동에 대한 지속적인 생각도 중간에 포기하지 않을 것이다. 운동을 계속할 수 있게 하는 힘을 가지게 된다고 할 수 있으니 결과적으로 긍정적인 효과를 보는 것은 어쩌면 노력에 따라오는 당연한 결과인지도 모른다.

그러니 같은 값이면 지금 운동을 함으로써 '나는 건강해지고 더불어 몸도 점점 아름답게 변화한다.'는 자기 암시인 이미지 메이킹을 하면서 운동을 하는 것이 그러지 않는 것보다

낮다고 할 수 있을 것 같다. 어떤 사람은 운동을 하면서 이 나이에 살 빼려고 하는 것도 아니고 그냥 건강에 도움이나 주려고 운동을 한다고 하는 사람이 있다.

그런데 그 사람은 살을 빼지 않으면 안 될 정도의 비만이다. 그런 마음을 가지고 하루 이틀 운동을 하는 것이 아님에도 허리를 뒤로 쭉 빼고 주야장천 걷기만 하고 있으니 살이 빠지기는커녕 몸도 전혀 변화가 없는 것이다. 물론 마인드 컨트롤을 하면서 운동을 한다고 해서 꼭 몸에 드라마틱한 변화가 일어난다고 할 수는 없다. 하지만 이왕에 운동하는 것, 조금 더 긍정적인 마음가짐으로 하면 운동의 효과를 조금이라도 높일 수 있지 않을까 싶다. 내가 볼 때 그 사람은 트레이너의 지도를 좀 받는다면 운동 효과를 누구보다 쉽고 빠르게 볼 수 있는 체형으로 보인다. 그러니 조금만 신경 써서 자신에게 맞는 운동방법을 찾아 노력한다면 자신이 이야기하는 건강은 물론 거구인 몸에도 적지 않은 변화가 일어나지 않을까 하는 생각이 든다. 긍정적인 생각을 하는 것은 비단 운동을 할 때만 해당되는 것이 아니다. 살아가면서 어떤 일을 하더라도 좋은 모습을 그리며 긍정적인 결과가 나타나는 이미지 메이킹을 하면서 한다면 원하는 목적을 이루는 데에 효과적으로 작용할 것이라 생각한다.

운동, 반동의 힘으로
하지 말자

언제부터인가 승용차 함께 타기 운동이 유행하고 있다. 출퇴근 시간에 같은 방향으로 가는 사람들이 한 대의 차로 움직이는 것이다. 사람들이 각자의 차를 가지고 가지 않고 한 사람의 차로 가게 되면 얻게 되는 이익이 많다. 차주는 차주대로 일정한 몫의 기름값과 수고료를 받고, 동승하는 사람은 동승하는 사람대로 경비를 줄일 수 있으니 서로서로 이득을 보기 때문이다. 또한 그렇게 함으로써 도로로 유입되는 차량의 대수를 줄일 수도 있고 도로의 혼잡을 줄이는 데도 도움이 될 것이다. 더불어 공기 오염을 줄이는 데도 도움이 될 것이니 정부에서도 적극적으로 권장하고 있는 것일 게다. 그래서 자동차 함께 타기는 결국 누이 좋고 매부 좋고 나라도 좋고 시민도 좋은 방법이 아닐 수 없다.

언제 어디서 읽었는지는 기억이 나지 않는데 기도라는 단어를 생각하면 떠오르는 이야기가 있다. 기도는 우주에 존재하는 어떤 커다랗고 선한 힘에 자신의 고민을 얹어 동승하는 것이라고 했다. 이미 존재하고 있는 커다란 힘에 동승하면 자신은 큰 힘을 쓰지 않고도 쉽게 자신의 고통을 건너가게 된다는 논리의 글이었는데 기도하면 늘 떠오르는 글이다. 즉 삶이 힘들 때, 기도를 하면서 우주의 큰 힘에 도움을 청하고 그 힘에 동승하여 가면 한결 도움을 받을 수 있다는 것을 강조함으로써 기도의 효과를 강조한 글이었다. 힘이 들 때는 다른 힘의 도움을 받을 수 있고 그 힘에 동승하여 고통을 줄일 수 있다면 더없이 좋은 것이 아닐 수 없다.

그러나 도움이 되는 힘에 의존해서는 안 되는 곳이 있는데 그곳은 바로 헬스장이다. 헬스장의 기구 운동은 긴장과 이완 즉, 힘을 쓰고 숨을 고르기를 반복하는 것으로 효과를 얻는 것이다. 사람의 본능은 무의식적으로 쉬운 쪽을 향해 흐른다. 당연히 힘을 쓴 몸은 좀 더 편하게 되돌아가려는 무의식적 욕구로 인해 기구의 반동에 의한 힘에 실려 힘을 회복하려 한다. 기구 운동을 할 때, 잔뜩 힘을 주는 행동을 하고 난 후에는 다시 힘을 푸는 자세로 이어진다. 힘들여 밀어 놓거나 당겨 놓은 기구는 힘을 풀기 시작하면 사용한 힘의 반동으로 제자리로 돌아가려 한다. 그래서 운동하는 사람들 특히, 정식으로 배우지 않고 나처럼 혼자 운동을 시작한 사람들은 자신도 모르는 사이 반동의 힘으로 제자리로 돌아가는 기구의 힘을 따라가는 경우가 대부분이다.

하이 폴리라는 운동 기구는 윗부분에 매달려 있는 바를 가슴까지 끌어내리기를 반복하는 운동이다. 바를 힘들여 가슴까지 끌어내린 다음, 되돌아가는 동작에서는 끌어내릴 때 들어간 힘의 반동으로 바가 저절로 위로 올라가려 한다. 그럴 때, 편하게 반동의 힘에 동승하여 올라가는 경우가 대부분인데 문제는 운동하는 사람 자신도 그 사실을 깨닫지 못할 때가 많다는 것이다. 이렇게 반동으로 운동을 하게 되면 효과가 훨씬 줄어든다고 한다. 이것은 내 말이 아니라 방송에 나오는 전문가들과 헬스장에서 운동 좀 한다는 사람들이 하는 이야기다.

힘을 주었다가 다시 호흡을 고르기를 할 때는 힘이 들더라도 반동의 힘을 따르지 말고 천천히 제자리로 돌아가려는 기구를 놓아야 한다고 한다. 그러나 대부분의 사람들이 그렇게 하지 않고 있는 것을 종종 본다. 어떤 사람은 자신의 힘을 과시하기라도 하는 듯 중량을 높게 하고서는 빠르게 운동을 하고 있는데 누가 봐도 힘이 달려 절로 빠르게 행해지고 있다는 것을 알 수 있다. 자신의 힘을 과시하고 싶은 욕망은 이루었을지 몰라도 운동의 효과 면에서는 바람직하지 않은 태도다. 이완하는 자세를 할 때는 최대한 느리게 반동의 힘을 누르면서 하는 게 효과를 얻는 지름길이라고 한다.

재미없고 따분하더라도 이왕에 하는 운동이라면 효과를 극대화하는 게 바람직하지 않겠는가. 운동하다 보면 이것저것 생각하지 않고 횟수만 빠르게 하여 운동을 많이 한 것 같은 느낌을 받고 싶을 때도 있고 쉽게 하고 싶은 때도 있다. 그러나 운동 효과를 눈으로 확인하고 싶은 마음이 앞서더라도 운동을 할 때는 힘을 주어야 할 때와 숨 고르기를 해야 할 때가 있다는 점을 언제나 기억하고 보다 효과적인 방법으로 하는 게 좋다.

다이어트, 자신에게 맞는
방법이라야 성공한다

요즘 다이어트라는 단어는 모르는 사람이 없을 정도로 많은 사람들에게 해당되는 사회적 현상으로 작용하고 있다. 물론 먹어도 먹어도 살이 안 쪄서 고민하는 사람들도 있지만 그런 소수의 사람을 제외하고는 모두가 다이어트라는 단어를 머릿속에 담고 살고 있다 해도 과언이 아닐 것이다. 내면에서 풍겨 나오는 아름다운 성품과 인격에서 자연스레 드러나는 매력보다 눈에 보이는 외적 아름다움을 더 중시하는 사회 풍조에서 비롯된 것이어서 좋은 현상이라 할 수는 없을 것이다.

그래도 날씬한 사람을 보면 멋지고 좋아 보이는 것 또한 틀림없는 사실이다. 찡그린 얼굴보다 웃는 얼굴이 좋듯 이왕이면 날씬하고 거기에 예쁘기까지 하면 본인도 좋겠지만 보는 사람 역시 기분이 좋다. 그러니 상업성을 강조해야만 하는 매스컴에서는 갈수록 팔등신의 늘씬한 사람들만 보여주고 있어 너도나도 날씬하고 예뻐지는 게 마치 지상 최대의 의무인 양 받아들이고 있는 것 같다.

누구인들 예쁘고 날씬해지고 싶지 않겠는가. 사람이라면 누구나 아름다워지고 싶은 욕망이 있을 것이다. 이왕이면 늘씬하고 아름다운 외모와 자세를 가지고 있으면 매사에 자신감도 솟고 생활도 활력이 넘칠 것이다. 문제는 그런 마음과 달리 몸은 제 하고 싶은 대로 틀을 잡으니 문제인 것이다. 해서 아름다운 몸매를 가지려면 많은 노력을 해야 한다 (드물게 선천적으로 매력적으로 태어나는 사람도 있지만). 노력은 하지 않고 남들이 부러워하는 몸매를 가지려고 하는 사람들을 간혹 본다.

많은 개인병원에서 과를 불문하고 비만 치료라는 이름으로 여러 가지의 의료 행위를 한다는 광고를 붙여 놓은 것을 쉽게 볼 수 있다. 지방흡입술이며 지방분해 주사, 그리고 여러 가지 식료품을 조합해서 만든 다이어트 음식 같은 것이 대거 판매되고 있는 것도 쉽게 볼 수 있다.

아이들이 초등학교 다닐 때였다. 하루는 학부모 모임에 갔는데 제법 통통하던 한 학부모가 몰라보게 날씬한 모습을 하고 있는 것을 보았다. 어떻게 그렇게 날씬하게 살을 뺐느냐고 물었더니 병원에 가서 비만 치료를 받았다고 했다. 본인이 어떻게 생각할지 몰라 구체적으로는 물어보지 못했지만 다른 사람을 통해 들은 말에 의하면 대략 지방을 없애는 주사를 여러 대 맞고 병원에서 판매하는 고가의 다이어트 음식을 물에 타서 먹었다고 한다. 그리고 저녁밥은 배가 고파도 굶는다는 것이었다. 몸이 날씬하게 변했으니 지금껏 입던 옷들을 모두 줄이거나 없애고 새로 장만했다고도 했다. 몸이 날씬하게 변해서 한껏 부풀어 있는 사람에게 찬물을 끼얹을 수 없어 함께 맞장구를 치며 축하해 주었지만 오래갈 것 같다는 생각이 들지 않았다.

아니나 다를까 얼마 지나지 않아 다시 그 사람을 만났는데 예전의 모습으로 돌아가 있었다. 다이어트는 쉽다면 쉽고 어렵다면 정말 어려운 것이다. 나는 사십까지는 너무 말라 고민하는 경우였다. 보는 사람마다 살 좀 찌라고 해서 그 말을 듣는 것이 스트레스를 받을 지경이었다. 남이야 말랐든 살이 쪘든 그냥 좀 내버려두면 정말 좋을 것 같았다. 운동을 시작하게 된 계기는 살이 찌려고 한 것도 아니고 몸매를 만들자는 목적도 아니었다. 내가 생각할 때 나의 체력은 다른 사람에 비해 많이 뒤떨어졌다는 생각이 들었다. 그리고 평소 위와 어깨가 아프기도 하여 운동을 시작하기로 한 것이다. 처음 운동을 시작했을 때는 트레드밀을 겨우 십 분 정도 타고 몇 가지 기구 운동을 했지만 태어나서 처음 사용하는 근육들이 놀라 온몸에 땀이 나고 끝나고 나면 배도 많이 고팠다.

살이 쪄야 할 처지에 있었으니 먹고 싶은 만큼 먹어도 아무런 걱정이 없을 때였다. 바로 가게에 가서 비스킷이나 먹고 싶은 것을 사 와서 먹었다. 그리고 얼마 지나지 않아 몸에 살이 늘어나기 시작했다. 운동하고 음식을 먹으면 먹는 족족 그 영양분이 몸으로 막 흡수되는 것 같은 느낌이 들었다. 그래서 살이 찐 것인지 아니면 나이를 먹으면 찐다는 소위 나잇살이 찐 것인지 그것은 지금도 알 수 없다. 어쨌든 그때부터 나는 살이 붙기 시작했다.

그런데 문제가 생기는 것이었다. 내가 원하는 만큼의 살만 찌고 딱 멈추어 주면 좋겠는데 신체는 내 바람 같은 것은 전혀 고려하지 않았다. 그때부터 달리는 자동차에 가속이 붙은 것처럼 먹는 족족 살이 찌기 시작했다. 사십 년을 삐삐 말라깽이로 살던 한이 있던 터라 살이 쪄도 마른 것보다 낫다는 생각으로 그때까지만 해도 별 걱정하지 않았다. 그런데 날이 갈수록 뭔가 잘못되어 가는 느낌이 들었다. 배는 장난 아니게 튀어나오고 그나마 있던 허리마저 어딘가로 사라져 버리고 없었다. 급기야 살이 찌는 것을 보고만 있을 처지가 아니라는 것을 알았다. 그야말로 이대로 방치하면 에이치(H) 자도 아니고 디(D) 자, 즉 고등어가 될 판이었다. 지금도 세상에는 온갖 다이어트 하는 방법과 식품이 있지만, 그때도 마찬가지였다. 그런 쉬운 쪽으로 마음이 혹하기도 했지만, 인위적인 방법에는 한계가 있을 것 같고 신뢰도 가지 않았다. 해서 나름대로 계획을 세우고 실천에 들어갔다.

세상에는 모양도 예쁘고 맛도 좋은 음식들이 많이 있다. 갓 구워서 나온 빵은 정말 맛있고 금방 한 떡도 맛있다. 철따라 나오는 색색의 과일들도 맛이 있고 고기는 고기대로, 또 과자는 과자대로 제각각의 다양한 맛을 가지고 있다. 사람이 살아가면서 느끼는 행복 가운데 맛있는 음식을 먹으면서 느끼는 행복이 차지하는 비중도 적지가 않다. 막상 먹고 싶은 것들을 줄인다 생각하니 쉽지 않겠다는 생각이 들었다. 그래도 마음을 굳게 먹고 시도해 보기로 했다.

처음부터 무리하면 안 될 것 같아 아주 조금씩 먹는 양을 줄여 나갔다. 첫날에는 기존에 먹던 밥의 양에서 반 숟가락을 덜어내고 먹었다. 그렇게 보름 정도 먹다가 덜어내는 양을 한 숟가락으로 늘렸다. 보름 후에는 한 숟가락 반, 또 보름 후에는 두 숟가락, 이런 식으로 줄여 나가다 나중에는 반 공기로 줄였다. 그리고 마지막에는 평소 양의 삼 분의 일로 줄였다. 신기한 것은 그래도 배가 고프지가 않은 것이었다. 한꺼번에 줄이지 않고 서서히 줄임으로 해서 몸이 눈치채지 못하게 한 것이 아닐까 생각한다. 만약 한꺼번에 먹는 양을 삼 분의 일로 줄였다면 돌아서서 배가 고팠을지도 모른다. 그렇게 하니 살이 빠지기 시작했다. 그리고 제법 시간이 흐른 뒤에는 사라졌던 허리가 돌아오고 배 둘레도 표가 날 정도로 줄었다.

다이어트에는 왕도가 없는 듯하다. 중요한 것은 자신에게 맞고 꾸준히 할 수 있는 방법을 택하여 실천하는 것이 가장 효과적인 듯하다. 병원을 통하거나 어떤 프로그램으로 하는 것도 한 방편일 수 있겠으나 시간이 흐르면 대부분 예전의 모습으로 되돌아가는 것을 보아왔다. 내 경험으로는 살을 빼는 지름길의 첫걸음은 먹는 양을 줄이는 것이다. 쉽지는 않겠지만 조금씩 줄여 나가다 보면 적응할 수 있어진다. 물론 그것은 개인마다 다를 수도 있기에 모두에게 내 경우가 맞다고 단언하지는 못한다.

사진 속 몸짱과
실제의 몸은 다를 수도 있다

운동을 하고 있는데 한 회원이 놀란 얼굴로, 헬스장 입구에 우리 트레이너 사진이 걸려 있다면서 들어왔다. 자전거를 타다 말고 가 보니 정말 그곳에는 이때까지 없었던 트레이너의 멋진 사진이 걸려 있었다. 세워 놓는 커다란 플래카드인데 상체를 탈의한 두 남자의 사진이 걸려 있었다. 헬스장에는 오전 오후에 근무하는 트레이너가 다른데 사진 속의 두 남자는 오전과 오후에 각각 근무하는 트레이너들이었다.

같은 사람이라도 텔레비전 화면으로 보면 무엇인가 색달라 보이듯 늘 아무렇지 않게 보던 트레이너들인데 그렇게 이미지화하여 입구에 세워 두니 다시 보였다. 그리고 사진 속의 복근이 장난이 아니었다. 각진 초콜릿 복근에 빨래판이었다. 오전에 근무하는 트레이너는 평소에 볼 때 제법 배가 좀 나온 편이었다. 그런데 얼마 전부터 관리하는지 뱃살이 현저하게 줄어드는 것 같다는 느낌을 받았는데 아마 플래카드 촬영을 하려고 사전 관리를 했던 모양이었다.

초콜릿과 빨래판 같은 복근에 맨살의 색깔도 구릿빛을 강조하여 그야말로 잘 빠진 몸에 건강미까지 돋보였다. '우와~, 우리 트레이너가 사실은 저렇게 멋있는 사람이었구나.' 라며 사람들은 저마다 한마디씩 했다. 그래서 사람은 가끔 변화가 필요한 모양이다. 확실히 그 사진은 우리가 늘 보던 트레이너에 대한 이미지를 한 단계 업그레이드시켰다. 그런데 그때 한 회원이 아마도 복근 같은 곳은 포토샵을 하지 않았을까 하고 말했다. 자신이 얼마 전, 트레이너의 벗은 상체를 본의 아니게 우연히 보았는데 그때 본 배가 사진 속의 배와 같지 않았다고 했다. 듣고 보니 그럴 것도 같았다.

요즘은 포토샵 기술이 얼마나 정교하고 좋은가. 넓은 얼굴도 갸름하게 만들어 주고 보기 싫은 주름도 없애 주고, 칙칙한 피부도 말갛게 만들어 준다. 그러니 그 말도 어느 면에서는 일리가 있을 듯했다. 물론 그것도 어느 정도 기본이 받쳐 줘야 가능할 것이다. 사실 트레이너가 아닌 나도 허리와 배에 힘을 주는 순간은 십일 자의 복근과 가로 복근이 생기면서 홀쭉한 모습이 된다. 그러니 사진 찍는 순간 최대한 긴장을 하고 거기에다 포토샵까지 하면 멋진 복근이 생기긴 할 것이다.

언젠가 포털 사이트 메인 화면에 힘을 준 복근과 힘을 뺀 복근 사진을 올려놓은 것을 본 적이 있다. 멋진 복근을 가진 남자가 배의 힘을 빼 버리자 운동을 하지 않는 사람의 배처럼 불룩하게 나와 있는 사진이었다. 잘 빠진 몸짱들의 사진에 너무 현혹되지 말라는 의미로 올려놓았던 것으로 기억된다. 사실 인터넷이나 방송에서 완벽하게 잘 빠진 몸매를 가진 사람들을 보면 정말 탄성이 절로 나온다. 그리고 몸에 좀 관심이 있는 사람은 그 사람이 한 운동법을 한동안 열심히 따라 하기도 할 것이다. 나 역시 그런 행동들을 제법 많이 반복했다. 어떻게 보면 그들은 그 한 컷의 사진을 건지기 위해 엄청난 고통을 감수하는 관리를 하는 게 아닌가 싶다. 내 경우도 신경을 좀 쓰면서 운동을 하면 금세 일이 킬로 정도 몸무게가 변하는 것을 볼 수 있었다. 그러니 전문 트레이너들 같은 경우야 어떻겠는가.

그러나 사진은 오랜 시간이 지나도 늘 그대로의 멋진 모습을 간직하고 있겠지만, 실제 몸은 수시로 변화하니 그게 어려운 것이다. 운동을 어언 이십 년 가까이하다 보니 이제는 그런 몸을 보아도 크게 동요하지 않는다. 나 역시 마음먹고 한 컷을 찍겠다고 작정하면 못 만들 것도 없다고 생각한다. 그러니 혹시 운동을 하다가 인터넷이나 잡지 속 한 컷의 이미지와 자신의 몸을 비교하며 좌절하거나 탄식할 필요가 없다는 것을 말해 주고 싶다.

의심스러우면 지금 당장 허리를 조이며 배에 힘을 줘보라. 평소보다 훨씬 멋진 배가 되는 것을 알 수 있을 것이다. 잘 빠진 몸매를 가꾸는 것도 행복하지만, 그보다 더 중요한 것은 건강이다. 건강을 잃어보지 않은 사람들이나 아파보지 않은 사람들은 그들의 심정을 헤아리지 못할 수도 있다. 해서 오직 몸매만을 운동의 최고 가치로 여기는 사람들도 있을 것이다. 그러나 꾸준히 하다 보면 건강한 사람은 더 건강해지고 골골거리는 사람은 시나브로 나아지는 몸의 변화를 느낄 수 있을 것이다.

PART 3
////////////////

운동, 무엇을 할 것인가?
//

먹는 것에
너무 신경 쓰지 말자

살아가면서 행복한 기분이 들 때가 언제인가 하고 묻는다면 맛있는 음식을 먹을 때도 행복한 기분이 드는 한순간이라고 대답할 수 있다. 다른 사람은 어떨지 모르겠으나 내 경우는 그렇다. 그런데 살이 찐다고 먹고 싶은 음식을 죽을힘을 다해 마다하고 참는 사람들이 있다. 별로 뚱뚱한 몸도 아닌 듯한데 살을 빼겠다고 맛있는 음식을 애써 먹지 않는 것이다. 방송 같은 데 나오는 다이어트를 성공한 사람들의 이야기를 들어보면 대개 식이요법을 한다고 한다. 닭가슴살은 모두 기본이고 방울토마토 몇 개와 오이, 당근 등의 채소 위주로 식사하고 있다는 것을 종종 본다. 물론 살을 빼고 날씬한 몸매를 유지해야 할 특별한 이유가 있다면 애써 먹고 싶은 것 참으며 원하는 목적을 달성해야 하겠지만 그렇지 않은 경우에도 무작정 살을 빼겠다고 끼니를 거르거나 맛있는 음식을 먹지 않고 참는 사람을 보면 안쓰러운 생각이 들 때도 있다.

나는 사십 살 때까지는 살이 찌지 않아 고민하던 처지였으니 그때까지는 먹고 싶은 것은 마음대로 먹어도 아무 문제가 없었다. 살이 찌지 않아 적지 않게 스트레스를 받았다고 여겼지만 돌이켜보면 먹을 것을 마음껏 먹을 수 있는 행복을 누린 시절이었다. 사십이 넘으면서 살이 찌기 시작하여 급기야는 무슨 조처를 해야 하겠다는 다짐을 하게 되었는데 아무리 생각해도 굶거나 과일 몇 조각과 야채만을 먹고 하루를 견디는 생활은 도저히 할 자신이 없었다. 그래서 나만의 방법으로 식사량을 점점 줄여 보기로 한 것이 소기의 목적을 달성할 수 있게 해주었다.

날씬한 몸매를 가지고 있으면 자신도 좋고 보는 사람도 좋은 것은 분명하다. 그러나 아무리 좋다 하더라도 먹고 싶은 욕구를 억누르는 것은 가혹한 고통이다. 내 경우는 예전에 먹던 양에 비해 상당량을 줄였지만, 단기간에 줄인 게 아니고 서서히 줄여서 몸이 그에 맞게 변화를 하였는지 나중에는 적게 먹어도 더 먹고 싶은 생각이 들지 않고 줄인 양을 유지할 수 있게 되었다. 그러나 가끔 오랜만에 특별히 맛있는 음식을 먹을 때가 있는데 그럴 때는 예외다. 예를 들어 랍스타나 대게, 혹은 분위기 좋은 뷔페 같은 곳에서 평소 잘 먹지 않는 고급 지고 맛있는 음식을 먹을 기회가 있을 때는 그날만큼은 평소 양보다 더 먹기도 한다. 그렇다고 엄청 많이 먹는 것은 아니지만 제법 마음 놓고 먹는다.

퍽퍽한 닭 가슴살과 과일 야채 위주로 식사하는 운동 전문가들도 한 달에 몇 번 정도, 고생하는 자신의 몸에 보상하는 기분으로 맛있는 음식을 양껏 먹는다고 하는 이야기를 들었다. 운동을 하다 보니 그들의 이야기가 아니어도 자연히 그런 수순으로 가게 되는 것을 느낀다. 그리고 평소보다 조금 많이 먹은 다음 날은 운동의 강도나 양을 조금 늘려 조절을 하는 요령도 생겼다. 그러니 음식 먹는 것에 대해 너무 스트레스받지 말고 꾸준히 운동하다 보면 원하는 목표에 다다를 수 있다는 것을 말해 주고 싶다.

두 마리 토끼를 한 방에 잡는 것은 어렵다. 물론 요즘은 다양한 방법과 기술이 개발되어 능력 있는 사람은 한 방에 여러 마리의 토끼를 잡는 사람도 있겠지만, 대개는 한 방에 한 마리를 잡기도 어렵게 느껴질 때가 많을 것이다. 모든 운동도 마찬가지겠지만, 특히 헬스라는 운동은 단기간에 눈에 띄는 효과를 본다는 것은 쉽지 않다. 급격한 식사량 조절과 과격한 강도의 운동으로 단기간에 눈에 띄게 신체가 변하는 사람들도 있다. 그렇게 할 수 있는 여건이 되는 사람은 그렇게 해도 되겠지만 직장 일과 집안일, 또는 다른 여러 가지 일들을 하면서 운동을 해야 하기에 하루를 오롯이 운동에만 쏟아부을 수 있는 사람은 별로 없을 것이다.

스피드가 승부를 결정하는 시대다 보니 너도나도 어떤 행위에 대한 눈에 띄는 결과를 빨리 보고 싶은 것은 어쩌면 당연하다고도 할 수 있을 것이다. 그러나 모든 운동이 그러하겠지만, 특히 헬스는 장기적인 안목으로 꾸준히 할 때, 소기의 목적을 달성할 수 있는 운동이다. 누구라도 단기간으로 좋은 결과를 얻고 싶은 마음이야 한결같겠지만, 세상에 쉬운 게 없듯 헬스 역시 마찬가지다. 조금은 조급한 마음이 들고 변화된 자신의 모습을 보고 싶을지라도 저 멀리서, 건강한 사람은 더욱 건강하게, 체력이 약한 사람은 서서히 강화된 체력으로 변화되면서 천천히 다가오고 있는 자신의 모습을 상상하며 꾸준히 운동을 해보자. 물론 먹는 것에 너무 구속받지 말고 평소 먹는 것에서 조금씩만 줄여나간다면 원하는 좋은 효과를 볼 것이다.

심장을 놀리지 말라는
의사의 말

문학 지망생이던 시절부터 시작하여 삼십 년 넘게 글벗으로 알고 지내는 시인 언니가 있는데 나이가 칠십을 훨씬 넘었다. 그런데 얼마 전에 만날 때 무릎이 아프다고 했다. 나이에 비해 다른 곳은 별다르게 아픈 곳이 없는데 유독 무릎이 아파 다니기에 좀 불편하다고 했다. 그래도 움직이지 못할 만큼 아픈 것은 아니라 그나마 다행이라고 했다.

하루 이틀 견뎌도 아픈 게 나아지지 않아 병원에 갔더니 무릎 연골이 약해져서 아픈 것이라 했다고 한다. 그러면서 의사는 무릎이 아파도 걷는 운동을 해야 한다고 했다고 한다. 무릎이 아파 병원을 다녀온 사람들의 이야기를 들으면 대부분 의사는 걷는 것을 삼가라고 한다고 하는 것을 들을 수 있다. 걷는 것을 줄여서 무릎에 무리가 가는 것을 최소한으로 해야 한다는 것이다. 그런데 그 의사는 여느 의사와는 다르게 무릎이 아파도 운동을 하라고 했다 하니 좀 의아했다.

의사가 무릎이 아파도 걷는 운동을 하라고 한 데는 듣고 보니 그만한 이유가 있었다. 즉 무릎이 아프다고 몸을 가만히 두면 무릎이 아픈 것은 조금 괜찮아질지 모르나 심장이 망가지는 것은 어떻게 하겠느냐고 했다는 것이다. 듣고 보니 정말 맞는 말인 것 같았다. 심장을 놀리는 것이 신체에서 가장 안 좋은 것이라고 했다고 한다. 그러니 무릎이 아프더라도 무리하지 않는 선에서 걷는 운동을 해야 한다고 했다는 것이다.

무릎이 아픈 것을 걸어서 낫게 했다는 사람의 이야기를 헬스장에서 들은 적이 있다. 아프다고 걷지 않게 되면 무릎이 더 굳어 버려 더 이상 어떻게 할 수 없게 된다는 이야기도 들었다. 물론 나는 다행히 무릎이 아파본 경험이 없어 실상은 알지 못한다. 하지만 아마도 무릎 역시 운동으로 어느 정도 회복을 할 수 있거나 적어도 통증은 어느 정도 줄일 수 있지 않을까 하는 게 내 생각이다.

나는 언니에게 스쿼트 자세를 가르쳐 주었다. 처음에는 힘들겠지만, 하루에 단 몇 개라도 해 보라고 했다. 실제로 언니는 나를 따라 해 보았는데 한 개 하는 것도 힘들어 했다. 칠십 평생 살아오면서 힘을 들여 하는 운동을 한 번도 해 본 적이 없는 몸이니 스쿼트 자세를 취하는 것만으로도 힘이 드는 것은 자명한 노릇일 것이다. 힘이 들더라도 하라고 했다. 언니는 그러겠다고 했다. 스쿼트 자세가 아픈 무릎을 치료하는 것은 절대 아니다. 그러나 무릎 근육을 강화해서 인대와 관절을 튼튼하게 해 마침내는 무릎을 아프지 않게 한다는 것이다. 이것은 내 말이 아니고 전문가들의 말이다. 그리고 언니 같이 평소 운동을 하지 않았던 사람은 스쿼트 자세 하나 하는 데도 숨을 헐떡거리니 심장은 절로 세차게 움직이게 되어 더불어 심장 운동도 같이하게 되는 것이다.

실제로 내가 운동하는 헬스장에는 내일모레 칠순인 분이 계시는데 그분은 오랫동안 헬스를 비롯해 요가와 수영 등의 운동을 하시고 있는 분이다. 그런데 어느 날 무릎이 아파 병원에 갔으나 별반 차도가 없었다고 한다. 그래서 운동 전문가가 시키는 대로 스쿼트를 변형한 운동을 하고 나왔다고 하였다. 스쿼트 자세를 변형했다고 했지만, 스쿼트 자세와 별반 다르지 않았다. 시범으로 보여주는 것을 보니 자세를 좀 더 오래 유지하는 정도였다. 다른 의료적 시술을 하지 않고도 무릎을 튼튼하게 하여 움직이는 데 지장 없고 아프지 않게 되었으니 얼마나 좋은가. 나이 들어가면서 몸의 어느 한군데 아프지 않는 것도 행복이다.

혹 무릎이 아픈 사람이 이 글을 본다면 스쿼트 자세와 데드 리프트 자세의 운동을 꼭 권하고 싶다. 헬스장에 가서 전문 강사에게 지도를 받고 하는 게 가장 좋은 방법이지만 그럴 수 없는 사람이라면 포털 검색창에 스쿼트나 데드 리프트라고 치면 동영상이 많이 올라와 있으니 그걸 보고 찬찬히 따라 해도 된다. 아프다고 앓지만 말고 무엇이라도 해보시기를. 아프다 아프다고 하면 아픈 사람도 아프지만, 그 소리 듣는 가족이나 주위 사람들의 마음도 안타깝고 우울해진다. 이왕이면 함께 아프지 않으면 얼마나 좋겠는가. 운동을 하면서 늘 느끼는 것은 많은 사람들이 함께 건강하고 즐거웠으면 좋겠다는 것이다.

어깨가 아플 때 하면
좋은 운동 하이 폴리

나는 어깨가 아파 오랫동안 고생, 아니 고통 속에서 살았다. 너무너무 아플 때는 잠도 제대로 자지 못하면서 뒤척이는 날도 많았다. 마치 생활의 일부인 양, 늘 통증에 시달리다 보니 사는 게 정말 사는 게 아니었다. 어깨가 아프면 어깨뿐만 아니라 마음도 우울하여 세상 하고 싶은 게 하나도 없어져 무엇이든지 억지로 하게 되니 모든 게 힘들었다. 병원에 가도 뾰족한 해법이 없었다.

한의원에서는 부항이나 침을 놓는 게 다였고 정형외과에서는 물리치료와 한 보따리의 알약들을 처방해 주었다. 그나마 그것으로 해결이 되면 모르겠는데 잠깐뿐 통증은 아침저녁, 밤낮을 가리지 않고 찾아왔고 중요한 일에 임할 때도 사정을 봐주지 않았다. 어느 날, 참지 못한 통증으로 어느 정형외과를 가니 목 디스크가 있으면 어깨가 아플 수도 있다며 방사선 사진을 찍어 보자 하였다. 결과 목에 돌출된 디스크가 있었다. 그런데 원인을 찾았으니 알맞은 치료를 하면 아프지 않고 살겠구나 했는데 달리 치료 방법이 없고 그냥 아픈 대로 사는 것이라 했다. 아파서 견디기 힘든 사람에게 그냥 살 수밖에 없다는 말만큼 절망적인 말도 없다.

통증이 있다면 통증을 없앨 방법도 분명히 있을 것이다. 단지 그 방법을 모르고 있는 것이 아닐까. 그렇게 생각하면서 건강에 관한 내용이 나와 있는 신문이나 잡지들을 유심히 보았다. 방송 또한 유심히 보는 습관을 지니게 되었다.

그러던 어느 날, 내가 다니는 성당의 신부님에게서 자세로 병을 고치는 사람들이 무료로 자세 고치는 운동을 가르쳐 주는 곳이 있다는 이야기를 들었다. 반신반의하는 마음으로 그곳을 찾아가 보았다. 돈을 달라는 것도 아니고 내가 제일 싫어하는 태생을 모르는 약을 사서 먹으라고 강요하는 것이 아니라 믿음이 갔는데 일주일에 한 번 그냥 와서 자세만 배워 가라고 할 뿐이었다.

그들이 가르쳐 주는 방법은 설마 할 정도로 쉬운 것이어서 오히려 믿음이 가지 않을 정도였다. 그런데 이삼일을 따라 했을 때 놀라운 경험을 하였다. 몸이 정말 가벼워지고 그동안 아프던 어깨가 하나도 아프지 않고 갑갑한 위통도 싹 사라지는 것이었다. 그때 느꼈던 느낌을 지금도 잊을 수가 없다. 그래서 당장 소개해 준 분께 배를 한 상자 사서 선물을 하기도 했다

하루도 빠짐없이 가르쳐 준 대로 운동을 했다. 그런데 안타까운 것은 운동의 효과가 늘 처음 같지 않다는 것이었다. 운동을 하면서 느낀 것인데 우리 몸은 어떤 상태를 반복하다 보면 처음과 같은 효과를 발휘하지 않는다는 것이다. 배가 무척 고플 때 음식을 폭풍 흡입을 하다 어느 정도 배가 차고 나면 먹는 음식 맛이 느껴지지 않는 것과 같은 이치라고 할까. 몸도 어떤 운동 자세를 오래 하다 보면 내성이 생기는 것을 알 수 있다. 그 점은 참으로 안타까운 일이기도 하고 노력하는 나에게 때로는 좌절을 안겨 주기도 하였다.

하지만 자세를 바르게 하는 운동으로 해서 우리 몸에서 올바른 자세를 유지하는 것이 얼마나 건강에 이로운지를 알게 되었다. 또한 자세가 어긋날 때 발생하는 통증에 대한 상식을 키울 수도 있었다. 몇 개월이 지나자 처음에 느꼈던 몸이 가벼워지던 느낌은 서서히 줄어들기 시작하였다. 하지만 예전과 같이 많이 아픈 것은 아니어서 그나마 좀 견디기가 쉬

웠다.

어깨 통증을 없애는 데 도움을 주는 운동이 여러 가지 있지만, 그중에서도 하이 폴리는 어깨 통증을 완화시키는 데 많은 도움을 주었다. 자세에 대한 중요성을 알고서부터는 운동을 하면서도 수시로 거울을 보며 자세가 바른 지 확인했다. 모든 기구 운동이 그러하듯 하이 폴리 역시 자세가 중요하다. 바른 자세로 한 번에 15회 하는 것을 3세트나 5세트 하면 좋은 것을 느낄 수 있다. 나의 경우는 20회 하는 것을 5세트 한다. 지금 어깨 통증은 거의 다 나았다. 하이 폴리뿐만이 아니라 적은 무게의 아령을 양팔로 드는 것도 많은 도움이 된다.

운동하면서 느낀 것은 목에 디스크가 있다고 해서 꼭 몸에 통증이 나타나는 것이 아니라는 사실이다. 나를 포함한 대부분 사람은 목이나 허리의 디스크로 인한 통증은 사라지지 않는다고 생각한다. 나 역시 나를 늘 괴롭히던 고질적인 어깨 통증은 목 디스크가 원인이기에 없앨 수 없다고 포기하고 있었다. 그런데 지금 이렇게 잡을 수 있었던 것을 보면 통증의 원인이 꼭 디스크 때문만이 아니었으리라는 것이다. 우리 몸에서 일어나는 통증은 디스크도 하나의 원인이 될 수도 있겠지만, 그 외, 다양한 원인에 의해서 발생이 될 수 있다는 생각이 든다. 나의 경험으로 보면 자신에게 잘 맞는 운동 방법을 찾으면 지긋지긋한 어깨 통증도 많은 부분 없앨 수 있지 싶다. 그러니 어깨 통증으로 고생하는 사람이 있으면 가까운 헬스장을 찾아가 트레이너와 상담한 후 적극 운동을 하기를 바란다.

운동, 망설이지 말고 당장하라

두통을 말끔히 없애 준
조깅과 걷기

어렸을 때도 그랬지만 나는 툭하면 머리가 아팠다. 친구들과 재미있는 공기놀이를 하고 있을 때도 아팠고 엄마를 따라 시장을 갈 때도 아팠다. 학교에서 공부하다가 아플 때도 있었고 집에서 가만히 있는데도 무단히 머리가 아프기도 하였다. 우습게도 머리가 아프면 아버지는 어린 나에게 가만히 누워서 천장의 어느 한 점을 바라보고 있으라 했다. 그러면 두통이 저절로 사라진다고 하셨다. 그때는 그렇게 하면 마법처럼 저절로 두통이 사라지는 줄 알았다. 그러나 시간이 흘러도 두통은 사라지지 않았다.

참기 힘들 정도로 아프면 아버지께서는 독일 바이엘 회사에서 만든 아스피린을 주셨다. 아스피린을 먹고 나면 두통은 사라졌다. 우리 집에는 늘 아스피린이 준비되어 있었다. 심하게 아플 때는 아스피린이 두통을 없애 주었으니 불행 중 다행이었다. 나이가 들어가면서 머리가 아플 때, 아버지께서 천장을 바라보라고 하셨던 것은 신경을 다른 곳으로 돌려 두통을 잊게 하려는 것이었다는 것을 알게 되었다. 툭하면 나를 찾아오던 두통은 어른이 되어서도 지속되었다. 결혼을 한 후에도 아스피린은 몸살과 두통약으로 늘 준비되어 있었는데 두통이 오면 아스피린을 먹었다.

아이들도 자라면서 곧잘 머리가 아프다고 하였다. 해서 한의원에 갔더니 등산을 하면 좋다고 하였다. 산을 오르기 위해 헉헉거리며 숨을 깊이 들이마시면 산소가 뇌까지 풍부히 들어가게 되어 두통이 사라진다는 것이었다. 그러나 학교생활만으로도 눈코 뜰 새 없이 바쁜 아이들이 어찌 등산까지 신경을 쓸 수 있겠는가. 설령 시간이 있다 한들 등산 같은 것은 일부러 끌고 가도 가지 않겠다는 아이들이니 실행에 옮기기는 어려운 것이었다.

그런데 어느 날 나를 그렇게 괴롭혔던 두통이 나도 모르는 사이 사라졌다는 것을 알게 되었다. 가만히 생각해 보니 그것은 운동을 하고 난 뒤로 사라진 것 같았다. 그때 한의사가 했던 말이 떠올랐다. 사실 처음 운동을 시작했을 때는 트레드밀 위에서 오 분만 걷고 내려와도 세상이 빙글거렸다. 그렇게 시작한 운동이 십 분에서 이십 분으로 늘고 다시 삼십 분에서 사십 분으로 늘어나면서 운동량이 많아졌다. 운동량이 많아지고 더불어 헉헉거리며 땀까지 흘리며 운동하는 사이 나도 모르게 두통이 사라졌다. 뇌에 산소가 풍부히 들어가게 되면 두통이 사라진다던 한의사의 말은 사실이었다.

사실 운동을 하지 않고 살던 때는 격렬하게 몸에서 땀이 나게 움직인 적이 거의 없었다. 기껏해야 여름철에 집안일을 하면 흐르는 땀이 다였고 평소에는 사무실에서 회계를 보는 업무를 했으니 신체를 격렬하게 움직일 일이 있을 리가 없었다. 땀을 흠뻑 흘릴 일은 더더욱 있을 리가 없었다. 그러던 몸이 사십이 지난 어느 날부터 하루에 적지 않은 걷기로 몸을 움직여 땀을 흘리니 신체의 신진대사에 일대 변혁이 일어났던 모양이었다.

어쨌거나 그렇게 나의 고질적이던 두통은 사라졌다. 그러니 운동을 어찌 주위에 권하지 않을 수 있겠는가. 남편도 운동을 하지만 머리가 아프다고 할 때가 종종 있는데 대부분의 남자들이 유산소 운동을 하지 않듯 남편과 아이들은 기구 운동만 하고 온다. 남편은 걷기는 하지만 고작 십 분 걷는 게 다다. 누차 때로는 조깅도 하고 땀을 뻘뻘 흘릴 정도의 유산소 운동도 하라고 하지만 듣지를 않는다. 평안 감사도 제 하기 싫으면 어쩔 수 없듯 본인들이 하지 않으니 머리가 아파도 어쩔 수 없다.

몸이 아프면 병원을 찾는 게 당연하지만 큰 병이 아닌 몸의 통증들은 운동으로도 해결할 수 있다는 것을 내 경우는 경험으로써 체험하였다. 어깨와 허리의 통증, 무릎과 두통도 운동으로 어느 정도 낫게 할 수 있는 것을 체험하였고 주위 사람들을 통해서도 확인하였다. 물론 이건 어디까지나 내 개인의 경험이라 일반화할 수는 없겠지만 웬만한 것은 일반적인 것이라 해도 크게 무리는 없지 싶다.

뼈가 부러지거나 장기에 종양이 생긴 경우는 하루속히 병원을 찾아 치료를 받아야 하겠지만 생활하는 가운데 느끼는 잡다한 통증들은 자세를 바로 하고 운동을 하는 것만으로도 상당히 완화할 수 있다. 그러니 몸의 각종 통증을 완화시키기 위해 운동을 하려고 마음먹은 사람들이 있다면 하루라도 빨리 헬스장으로 가서 운동하기를 권한다.

운동을 하는 때와
운동 효과

나는 새벽에 운동을 하러 간다. 내가 운동을 하는 헬스장은 다섯 시 삼십 분에 문을 여는데 문 열기 오 분 전에 문 앞에 가 있는다. 그렇게 한 지가 어언 삼 년 째다. 다행히 헬스장이 집에서 멀지 않은 곳에 있기에 다섯 시에 일어나서 이십 분 동안 아이들과 남편이 먹을 아침을 간단히 준비해 놓고 갈 수 있다. 헬스장은 차를 타고 가면 오 분이면 충분히 도착할 수 있는 곳에 있다.

이십 년 가까이 운동을 했지만 처음부터 새벽에 운동을 한 것은 아니다. 나는 새벽잠이 많아 새벽 운동을 하기 전까지는 일곱 시경에 늘 일어났다. 물론 아이들이 학교에 다닐 때는 그보다 조금 더 일찍 일어났을 때도 있었지만, 대개는 일곱 시경에 일어났다. 일곱 시에 일어나도 일어나기 싫어 늘 이부자리에서 꼼지락거리다 일어나고는 했다. 아이들과 남편이 출근하고 나면 나 역시 집안을 대충 치우고 출근을 한다. 출근하지만 우리가 하는 사업이니 시간은 유동적으로 조절할 수가 있기에 빡빡하지는 않다. 사무실에서는 대략 서너 시에는 퇴근하여 운동하러 갔다. 그러니까 그때는 오후에 운동을 했던 것이다.

오후에 하던 운동을 새벽으로 옮긴 이유는 하는 것 없이 하루가 너무 바쁘게 지나가 새벽에 운동을 하면 시간을 조금 더 활용할 수 있을까 해서였다. 처음에는 과연 아침잠이 많은 내가 새벽에 일어날 수 있을지 걱정이 되었다. 그러나 마음을 굳게 먹고 실행을 해보기로 했다. 하다 하다 안 되면 그만두면 되는 것이니 걱정할 사안도 아니었다. 알람을 다섯 시에 맞춰 놓고 하루 이틀 적응하다 보니 이제는 자연스럽게 일어나진다. 내 경우는 십오 년은 오후 운동을 했고 삼 년은 새벽 운동을 하고 있다. 두 경우 다 짧은 세월이 아니다. 그러니 오전과 오후, 시간에 따라 몸에서 느끼는 변화를 직접 체험한 경우로 보아도 된다.

새벽에 일어나니 당연히 공복인 상태로 운동을 한다. 새벽에 공복으로 하는 운동의 장단점에 대해서는 다양한 견해들이 있다. 어제도 포털 사이트 메인 화면에 〈공복 유산소 운동, 근손실 VS 체지방 감량, 무엇이 답일까〉 하는 글이 올라와 있었는데 아래와 같은 내용이었다.

공복 유산소 운동을 할 때 우리 몸에는 이미 혈중 포도당 수치가 낮아 포도당을 쓰지 못하기에 저장되어 있는 체지방을 태울 수 있다. 다만 공복 상태에서 유산소 운동을 하면 에너지원으로 쓸 탄수화물이 없어 체내에 저장된 근육의 글리코겐과 지방을 분해해서 사용하게 되는데 이때 근육 손실이 올 수 있고 피로 물질과 스트레스 물질이 다량 생성될 수도 있다.

공복 유산소 운동에 대한 정답은 없다. 하지만 좋은 운동 시간대와 강도, 지속 정도는 본인의 건강 상태와 생활 습관, 운동 목적에 따라 달라질 수 있다. 근육 손실을 최대한 줄이기 위해서는 낮은 강도의 유산소 운동을 하는 것이 좋다. 근육 손실을 줄이는 또 하나의 방법은 공복 유산소 운동 전 물을 충분히 마시고 최소한의 음식물이라도 섭취하는 것이다. 유산소 운동 30~35분 전 바나나 한 개나 사과, 요구르트처럼 GI가 낮은 음식을 조금이라도 먹어 혈당치를 천천히 높여주면 최소한의 포도당, 즉 탄수화물이 우리 몸이 움직이는 초기의 연료 역할을 해 이후 지방 대사까지도 활발하게 만들기 때문이다.

위의 글에서 근육 손실과 피로 물질, 그리고 스트레스 물질이 다량 생성될 수도 있다는 사실만 빼고 보면 아침 공복 운동은 큰 맥락에서는 지방을 효율적으로 태우기에 유익한 것이라는 것으로 이해할 수 있겠다. 내 경우에는 오전이든 오후이든 별다른 차이가 없는 것 같다. 아침 공복에 하는 운동이 지방을 태우기에 유익하다고도 하지만 나는 아무런 차이를 느끼지 못하고 있다.

그러나 새벽에 운동함으로써 얻게 되는 유익한 점은 있다. 예전, 오후에 운동할 때는 매일 밤늦게까지 드라마를 보았다. 드라마가 끝나고 이리저리 움직이다 보면 열두 시가 되어야 보통 잠자리에 들었다. 그런데 새벽 운동을 하기 위해 아홉 시나 열 시에 잠자리에 들다 보니 텔레비전을 보는 시간이 두어 시간가량 줄어들었다. 밤늦도록 텔레비전을 보지 않는 것은 시력을 위해서도 좋고 시간을 좀 더 효율적으로 사용할 수 있다는 점에서도 좋다. 무엇보다 땀을 흠뻑 흘리고 난 뒤 깨끗이 씻고 난 느낌은 정말이지 상쾌하다. 상쾌한 기분으로 출발하는 하루가 참 좋다.

그것은 오직 땀 흘려 운동해 본 사람만 느낄 수 있는 즐거움이다. 아침 출발이 기분 좋으면 그날 하루도 기분 좋게 풀릴 것 같지 않은가. 세상일이 기분으로 해결되는 것은 아니지만 그래도 기분이 좋으면 어려운 삶의 문제를 바라보는 시각도 폭이 넓어진다. 따라서 해결 방법도 다양하게 생각할 수 있을 것이다. 그런 의미에서 새벽 운동이 좋은 것 같다. 그러나 중요한 것은 자신이 처한 상황에서 자신의 체력과 여건을 고려하여 최적의 시간에 운동하는 것이 가장 좋을 듯하다. 내가 경험한 바에 따르면 운동은 오전과 오후, 어느 때에 하든 효과 면에서는 차이가 없었다. 어느 때이든 하고 싶을 때 하면 될 것 같다.

가까운 곳에 있는 헬스장,
구슬이 서 말이다

내가 사는 동네에는 헬스장이 여럿 있다. 그 가운데 하나가 시에서 운영하는 곳인데 지역 주민들에게는 할인해 준다. 가격이 저렴하니 자연 사람들이 많이 온다. 시설이 오래되어 좀 낡았으나 운동을 하는 데 필요한 것은 다 갖춰져 있다. 규모도 웬만한 유명 스포츠시설만큼 크고 기구도 많이 있다. 사람들이 많이 모여 있는 아파트 단지로 구성된 동네다 보니 시설을 이용하는 사람들도 적지가 않다. 그러나 인근 아파트 단지에 살고 있는 사람 수에 비추어 보면 아주 적은 숫자라 할 수 있다.

평안 감사도 제 하기 싫으면 그만이라고 하지만 조금만 노력하여 시설을 애용하면 몸에 좋을 뿐만 아니라 생활에도 탄력을 줄 수 있는 좋은 여건인데 많은 사람들이 그렇지 않다. 내가 운동을 시작한 지도 어언 이십 년이 다 되어간다. 짧은 기간이 아니다. 물론 종종 나태해지는 때도 있어 간혹 쉴 때도 있었지만 지속적으로 하다 보니 이제는 삶의 일부가 되어 운동하지 않으면 오히려 이상하다. 좋게 말하면 습관으로 몸에 밴 것이고 나쁘게 말하면 중독이다. 표현이야 어쨌든 운동을 한 만큼 체력은 좋아졌고 체형도 바람직하게 바뀌었다.

그런데 가만히 보면 운동도 하는 사람만 한다. 거의 매일 운동을 하러 가지만 보이는 사람들은 매일 보는 얼굴들이다. 새로 온 얼굴이 보일 때도 있지만 오래가지 않는다. 기분으로 왔다 별로이다 싶어 그냥 끝내 버리는 것이다. 선천적으로 타고난 사람을 제외하고 건강은 그저 주어지는 게 아니다. 더구나 유연성이 떨어지고 체력이 줄어드는 중년을 넘어서면 관리를 하는 게 무엇보다 중요하다. 그런데 집 주변에 좋은 체력 단련장이 있건만 유용하게 사용하지를 않으니 안타깝다.

요즘은 지역마다 주민들을 위한 값이 싼 다양한 문화강좌도 많이 있다. 그곳 역시 늘 배우는 사람만 찾아가서 배운다. 시간적 여유가 있어도 관심을 가지지 않는 사람들이 많다. 이유는 다양하다. 혼자 가기가 뭐해서. 뒤늦게 배워서 뭐하게. 이 사람 저 사람 모여 구설수에 오르내리는 게 싫어서 등 각자 할 말이 있다. 각각의 이유를 들어보면 한 편 이해도 되지만 그래도 좋은 강좌와 좋은 체력 단련 시설을 집 옆에 두고도 사용하지 않는 이웃들을 보면 그냥 아까운 생각이 든다.

지금 사는 곳으로 이사하기 전에 살던 곳은 한동안 헬스장이 없었다. 해서 그때는 시내버스를 타고 인근 도시까지 운동하러 다니기도 했다. 그러다 가까운 곳에 있는 체육관 안에 헬스장이 생기면서 훨씬 수월하게 운동을 할 수 있었지만, 그곳도 집과는 제법 떨어진 곳에 있었다. 그때에 비하면 지금은 집에서 엎어지면 코앞에 운동할 수 있는 곳이 있으니 얼마나 편한지 모른다. 아주 가까이는 아파트에서 엘리베이터를 타고 지하로 내려가면 바로 연결된 헬스장도 있다. 마음먹기 나름이다. 조금만 노력하면 얼마든지 자신의 건강을 관리하는 데 도움을 받을 수 있다.

짬을 낼 수 없는 사람들이야 어쩔 수 없지만, 여가가 제법 있는데도 자신을 위한 노력을 하지 않으면서 무료하다는 사람을 적지 않게 본다. 그럴 때마다 운동이며 새로운 것을 배울 수 있는 곳을 추천해 보지만 쇠귀에 경 읽기다. 구슬이 서 말이라도 꿰어야 보배가 된다 했다. 자치단체에서 주민들을 위하여 양질의 혜택을 누릴 수 있는 좋은 시설을 지어 놓고 저렴한 가격으로 개방해 둬도 이용하지 않으면 개인적으로나 국가적으로도 낭비다.

평소 대해 본 적 없는 낯선 장소라 선뜻 나서지지 않더라도 한 번만 가보면 다음은 다가가기가 좀 쉽다. 그러나 그게 다가 아니다. 삶이 기분으로 되는 게 아니듯 운동이나 무얼 배우는 것도 한두 번의 기분만으로는 할 수 없다. 처음의 설렘과 기대는 하루 이틀이 지나면서 시들 수도 있다. 그럴 때 주저앉아버리면 안 된다. 억지로라도 계속하다 보면 어느 날에는 그걸 하지 않아 오히려 찜찜한 기분을 느끼게 된다. 세상이 좋아져 굳이 애써 찾지 않아도 조금만 관심과 노력을 기울이면 주위에 널려 있는 구슬이 제법 많다. 힘들여 찾고 어렵게 유지해야만 했던 배고팠던 시절을 생각하면 얼마나 큰 호사인가. 호사가 널려 오히려 덤덤하기까지 한 시대다.

좋은 일은 뒤로 미룰 까닭이 없다. 양질의 서비스를 마련해 놓고 누구라도 언제든 오라고 문을 활짝 열어 두고 기다리고 있는 곳으로 가 보는 게 보배를 만들기 위해 구슬을 꿰는 첫걸음이다. 주위에 있는 색색의 예쁜 구슬들, 하나하나 꾸준히 꿰다 보면 어느 날 나만의 예쁜 보배가 되어 있을 것이다.

나잇값 하지 않는
헬스장의 언니들

하루는 운동을 하고 있는데 곁에 있던 육십 중반의 한 언니가 또 다른 언니한테 "언니는 십 년 전이나 지금이나 똑같아요"라고 말을 했다. 내가 운동하는 곳에는 연세가 지긋하신 분들이 많이 오시는데 그분들 대부분은 헬스장이 지어졌을 무렵부터 운동을 하시고 있는 사람들이다. 헬스장이 지어진 지가 십육 년 정도이니 상당히 오랫동안 쉬지 않고 운동을 하신 분들이다. 적어도 십 년 넘게 운동을 하며 서로를 보아온 사람들이 적지 않다.

십 년 전이나 똑같다는 이야기를 들은 분은 올해 칠십이 세인 언니였는데 나는 그날 처음 그분의 나이를 알게 되었다. 사실 그렇게 연세가 드신 줄은 몰랐다. 기껏해야 육십 초반으로 보일 뿐이었다. 그분은 거의 하루도 빠지지 않고 운동을 하러 오시는데 한 시간 반은 거뜬히 하고 가신다. 걷기는 기본이고 기구 운동과 마무리의 스트레칭까지 깔끔히 하고 가신다. 그러니 그 연세에도 자세가 반듯하고 매일 봐도 얼굴에 생기가 넘친다. 사람은 자신이 하고 싶은 것을 할 때 여유로워 보이고 멋져 보인다. 매일매일 즐거운 마음으로 운동하니 얼굴에도 생기가 돌고 생기가 도니 자연 나이보다 젊어 보이는 것은 당연한지 모른다.

그리고 보니 헬스장에서 운동하는 연세 드신 분들은 대부분 나이보다 젊어 보인다. 그것은 아마도 나이 들었다고 해서 신체를 가만히 내버려두지 않고 꾸준히 운동하며 자신을 가꾸는 데서 오는 결과가 아닌가 싶다. 헬스장은 운동을 하는 곳이기도 하지만 연세 드신 분들이 운동하는 짬짬이 서로 대화도 나누시면서 친교를 나누는 공간이기도 하다. 같은 분야에 관심을 가진 사람들이나 취미가 같은 사람들이 함께하며 친교도 나누니 생활이 재미있지 않을 수가 없을 것이다. 그러한 부분들이 운동을 하지 않는 사람들에 비해 조금은 젊게 살게 하는 요인으로 작용하지 않을까 생각된다. 신나게 운동하고 취미가 같은 사람들끼리 소소하게 정담을 나누는 모습이 참 보기 좋다.

다행히 내가 운동하는 곳에서 매일 보는 사람들은 최소한 다리가 아프다 하는 사람은 없다. 헬스장에서 운동하는 육십 대와 칠십 대의 나이 드신 분들은 트레드밀을 매일 기본적으로 걷는다. 트레드밀은 다리가 아프면 할 수 없는 운동이다. 개개인의 신체는 각자의 신체에 맞는 메커니즘에 의해 움직이고 유지되기에 정확하게 장담은 할 수 없다. 하지만 운동하는 나이 드신 분들이 나이보다 젊어 보이는 것은 오랜 기간 운동을 해 왔기에 평균적으로 운동하지 않는 사람에 비해 다리도 덜 아프고 몸 상태 또한 젊어 보인다고 할 수 있지 않을까 싶다.

사람이 다리가 아프면 제일 먼저 움직이는 데 방해를 받게 된다. 다리가 아프다고 매일 집에만 있어서도 안 되는 게 사람살이 아닌가. 아무리 다리가 아파도 움직이지 않으면 안 될 때가 있으니 그럴 때가 가장 답답할 것이다. 언젠가 무릎이 아파 걷는 데 불편을 겪던 한 지인이 어찌어찌 하여 볼일을 보러 나갔다. 그런데 중간에 다리가 아파 오도 가도 못할 처지가 되는 바람에 길에 주저앉아 아들에게 차를 가지고 오라고 한 적이 있다. 그 사람은 이제 오십 중반이다. 아직 한창이라면 한창인 나이인데 다리가 아파 제대로 움직이지 못해 한숨 쉬는 그 사람을 보면 늘 안쓰럽다. 그에 비해 높은 연세에도 불구하고 건강하게 운동하시는 나이 드신 분들을 보면 다시 한 번 운동의 중요성을 느끼지 않을 수 없다.

하루도 빠지지 않고 운동하러 오는 연세 드신 분들을 보면 보는 나도 즐겁다. 그분들은 운동이 얼마나 건강에 좋고 또 건강을 유지하는 데 좋은지를 알기에 꾸준히 하시는 것이다. 그분들을 보고 있으면 미래의 나도 그분들처럼 건강하게 살 수 있을 것 같다는 자신감이 들기도 해서 더 좋다

나이 들어가면서 몸이 아파 제대로 활동하지 못하고 우울한 나날을 보내는 것보다 즐거운 마음으로 운동도 하고 여러 사람들과 친교도 나누면서 그것도 나이보다 젊게 사는 모습 보기 좋지 않은가. 칠십이 넘어서도 아픈 데 없이 매일 거르지 않고 운동하러 오는 분들을 보면서 나 역시 그렇게 나이 들어가고 싶다는 다짐을 매번 하고 있다.

수영과 요가, 헬스

운동을 하고 있는데 낯선 사람이 보였다. 아마 새로 온 사람인 모양이었다. 곁에서 자전거를 나란히 타고 있었는데 먼저 말을 걸어왔다. 자기는 수영을 오래 했는데 어느 날 수영이 자기와 맞지 않는 것 같아 헬스를 하러 왔다고 했다. 수영이 좋은 운동이긴 한데 단체로 하다 보니 자기가 원하지 않는 자세도 하지 않으면 안 되는 부분 때문에 헬스를 하러 왔다고 했다. 알려져 있듯이 수영에는 자유형과 배영, 평영, 접영이 있다.

그 사람의 말에 의하면 수영도 각자의 몸 상태에 따라 맞는 유형이 있는 것 같다는 것이었다. 즉 자유형이 맞는 사람도 있을 것이고, 어떤 사람은 배영, 또 어떤 사람은 접영이나 평영이 맞는 사람이 있을 수 있다는 것이다. 자신의 경우는 접영이 맞는 것 같은데 할 수 없이 다른 유형의 수영도 해야 하였고 그로 인한 몸의 무리 때문에 그만둘 수밖에 없었다 고 했다. 듣고 보니 일리가 있는 말인 것 같았다. 아무리 좋은 운동도 자신에게 맞아야 좋은 것이다.

나 역시 헬스를 하면서 수영도 해 보고 요가도 해 보았다. 수영이나 요가 역시 좋은 점이 많은 운동이다. 그러나 헬스 와 비교했을 때 가장 아쉬운 점은 수영과 요가는 시간적인 제약을 받는다는 점이다. 정해진 시간에 가서 운동을 해야만 하기에 시간을 맞추기 힘든 사람은 수영이나 요가를 하기에 좀 곤란하다. 물론 수영 같은 경우는 혼자서 해도 되지만 혼 자서 할 때는 운동 효과를 기대하기가 좀 곤란한 점이 있다.

오래전에 수영을 배워볼까 하는 마음으로 수영장을 찾았 다. 그런데 맞는 강습 시간이 없었다. 시간은 맞출 수 없고 수 영은 배우고 싶었기에 개인지도를 받기로 했다. 두 달 정도 개 인지도를 받고 나니 기본적인 수영은 할 수 있었다. 그런데 문제는 개인지도가 끝나고 나서는 혼자서 수영을 해야 한다 는 것이었다. 수영은 헬스와는 달리 단체로 하는 사람이 대 부분이지 혼자 하는 사람은 거의 없다. 어쩔 수 없이 나는 혼 자 수영을 해야 했다. 그런데 하다 보니 수영은 혼자서 하기에는 능률이 오르지 않는 운동같이 생각되었다. 처음 수영을 할 때는 엄청 힘이 들어 운동량이 많아 눈에 띄게 살이 빠졌다. 그런데 시간이 흐르면서는 힘이 아닌 요령으로 하게 되는 것이었다. 수영이 혼자 하기에 힘든 운동이라는 것은 바로 그 점 때문이다.

혼자 하는 것과 달리 단체로 수영을 하게 되면 강사가 일정한 강도로 쉬지 않고 운동을 시키기에 거기에 맞추어 하다 보면 힘을 엄청나게 쏟게 된다. 반대로 혼자서 하다 보면 자신도 모르는 사이 요령으로 하게 되어 운동 효과 면에서는 그다지 좋지 않은 것이었다. 그러니 시간이 지나면서 수영에 흥미가 줄어들기 시작하였다. 혼자 하기 힘든 또 다른 이유도 있었다. 수영은 헬스보다는 인기가 많은 운동이라 사람들이 많은 편이다. 그래서 시간대마다 있는 강습 반원들이 라인을 마치 독차지하듯 단체로 수영을 하다 보니 혼자 하는 사람은 그들에게 걸리적거리는 존재가 될 수밖에 없다. 이래저래 흥미를 잃어가고 있을 때 수영을 그만둬야 하겠다는 결심을 한 결정적인 계기가 또 하나 있었다.

사실 그때까지만 해도 수영장의 그 많은 물은 매일 교체되는 줄 알고 있었다. 그런데 알고 보니 그게 아니었다. 수영장의 물은 일 년에 고작 두 번 정도밖에 교체되지 않는다는 것이었다. 물론 매일매일 약품을 사용하여 물을 정화하긴 하겠지만, 왠지 그 사실을 안 순간 꽤 께름칙한 생각이 들었다. 해서 그 참에 수영을 그만두었다. 짧은 시간이었지만 수영을 해 본 경험으로 보면 수영도 꽤 좋은 운동이었다. 그러나 수영역시 맞는 사람과 그렇지 않은 사람이 있는 모양이었다.

목욕탕에서 자주 보는 한 사람은 지금 칠십이 다 되었는데 자신은 수영하고부터 목 디스크로 아프던 어깨가 말끔히 나았다고 했다. 그 사람에게는 수영이 딱 맞는 운동이었다. 그러나 또 다른 한 사람은 수영해도 무릎과 어깨가 아픈 게 낫지 않아 헬스를 해 볼까 생각 중이라고 했다. 그런 것을 보면 이론적으로 아무리 좋은 운동이라도 자신에게 맞는 운동이 가장 좋은 운동인 것을 알 수 있다.

요가는 평소 사용하지 않던 몸의 구석구석에 있는 근육들을 사용하는 운동이다. 굳어 있던 몸의 모든 부분의 근육들을 긴장과 이완을 반복하며 몸 전체에 에너지를 순환시키는 요가 역시 운동으로서는 빼어나다고 할 수 있다. 하지만 나는 목에 디스크가 있다는 사실을 모르고 요가를 하다가 물구나무까지 섰다. 디스크가 있는 목으로 물구나무를 서는 것은 상당히 안 좋다고 한다.

요가에 한창 재미를 붙일 무렵 목에 디스크가 있는 것을 알고 그만두었는데 요가를 한 지 오 년째 되던 때였다. 요가 역시 헬스처럼 어느 정도 지루한 면도 있지만 정말 매력 있는 운동이다. 요가를 그만두긴 했지만 지금도 이효리를 비롯해 요가에 능숙한 사람들이 갖가지 기묘한 동작들을 하는 것을 볼 때면 나도 그런 모습을 한 번 해 보고 싶은 생각이 든다.

　하지만 모든 시간을 운동에만 할애할 수도 없기에 지금은 헬스 한 가지만 하고 있다. 그래도 요가는 기회가 되면 꼭 다시 한 번 도전해 보고 싶은 운동이다. 그런데 요가를 하면서 한 가지 이상하게 느낀 점은 요가는 많은 근육을 사용하는 고강도 운동이면서도 왠지 격렬한 느낌은 들지 않는다는 것이다. 그래서 여건이 되는 사람이라면 헬스와 요가를 함께하면 참 좋을 것 같다는 생각이 들었다.

　이러저러한 이유로 내 경우는 모든 면에서 헬스가 맞는 것 같았다. 헬스가 가진 가장 큰 장점은 시간에 자유롭다는 점이다. 내가 원하는 시간에 언제든지 갈 수 있으니 일정한 시간을 맞출 수 없는 사람이라면 헬스가 가장 쉽게 접근할 수 있는 운동이라고 할 수 있겠다. 아무튼 운동에 관심을 가진 사람이라면 이런저런 운동을 할 수만 있다면 다 해 보는 것도 좋은 방법이다. 요즘 스포츠 시설에는 웬만하면 수영과 요가, 에어로빅도 함께 배울 수 있게 되어 있다.

결론적으로 말하면 수영이나 요가, 그리고 헬스는 제각각 장점이 있는 운동이기에 어느 운동이 좋다고 하기보다는 자신에게 맞는 운동이어야 좋다고 할 수 있겠다. 가능하다면 수영, 요가, 또 에어로빅 같은 여러 가지 운동을 해 보라고 권하고 싶다. 이것저것 하다 보면 자신에게 맞는 운동을 찾을 수 있을 것이다. 자신에게 맞는 운동 한 가지 정도 찾아서 평생을 하는 것은 값비싼 보약 몇 첩을 먹는 것보다 좋은 일이라고 감히 장담할 수 있다.

헬스장에서 지켜야 할
에티켓

나는 일요일에는 헬스장에 운동을 하러 가지 않는다. 아무리 운동을 좋아한다지만 일요일 하루는 운동하지 않고 다른 패턴으로 보내고 싶기 때문이다. 대신 가까운 곳에 있는 산을 오르거나 바닷가 산책길을 걷는다. 내가 사는 곳 근처에는 오르기에 부담스럽지 않은 산과 구에서 조성해 놓은 멋진 바닷가 산책길이 있다. 그러니 딱히 나갈 일이 없는 일요일에는 산이나 바닷가 산책길을 걷는다. 그런데 어제는 일요일인데 딱히 밖으로 나갈 일이 없었다. 집에 있으니 무료했지만, 산이나 바닷가 산책길도 걷고 싶은 생각이 들지 않았다.

오전에는 빨래와 청소를 하고 잡다한 집안일을 하면서 시간을 보냈다. 그러고 나서는 텔레비전을 보았으나 딱히 재미있는 프로그램이 없어 리모컨만 돌리고 있었다. 하는 것 없이 이리저리 뒹굴기도 심심해서 결국 헬스장에 운동하러 갔다. 나는 주로 새벽 시간대에 운동하기에 오후에 가려 하니 왠지 좀 어색한 기분이 들었다. 헬스라는 운동은 특별히 시간대를 정해 놓고 반별로 하는 운동이 아니기에 어느 시간대에 가도 편하게 할 수 있는 장점이 있다. 그러나 시간과 반이 정해져 있는 것은 아니지만 희한하게 같은 시간대에 오는 사람은 늘 같은 시간에 운동하러 온다. 그러니 특별히 아는 사이가 아니더라도 같은 시간대에 오는 사람은 자연스레 알게 모르게 정이 들어 더욱 같은 시간대에 운동하러 오게 된다.

일요일, 그것도 오후에 갔으니 당연히 헬스장에는 아는 사람이 한 명도 없었다. 젊은 사람들부터 연세가 꽤 많아 보이는 어르신들까지, 다양한 층의 사람들이 운동하고 있었다. 늘 다니는 헬스장이지만 낯선 사람들로 가득하니 꼭 처음 간 장소에서 운동하는 기분이 들면서 어색했다. 요즘은 운동이 몸에 좋다는 것이 많이 알려져 있다 보니 일요일이지만 운동하는 사람들이 많았다. 사람이 많다 보면 많은 사람이 선호하는 기구를 사용하기 위해선 오랫동안 기다려야 하는 경우가 종종 있다.

트레드밀을 한 시간 달리고 난 뒤에 벨트 마사지로 허리와 다리를 풀었다. 어떤 사람은 운동하고 바로 벨트 마사지로 근육을 풀면 오히려 생긴 근육이 사라진다고도 하지만 내 경우에는 그런 일은 일어나지 않았다. 벨트 마사지로 다리를 어느 정도 풀고 난 후, 기구 운동인 하이 폴리를 하려고 보니 다른 사람이 하고 있었다. 헬스장에는 운동할 수 있는 많은 기구가 있다. 그러나 그 기구를 다 이용하는 사람은 드물다. 사람들에게 인기 있는 기구 운동은 몇 개에 불과하다. 인기가 있는 기구는 항상 사람이 몰리기 마련이다. 많은 사람이 만만해서 좋아하는 기구 운동 중의 하나가 하이 폴리다. 하이 폴리는 어깨 근육을 강화하여 어깨 통증을 예방하는 데 좋은 운동 기구이기에 거의 빠뜨리지 않고 하는 편이다.

다른 기구 운동을 하면서 먼저 하던 사람이 끝내기를 기다리고 있었다. 얼마 후, 자리가 비기에 재빨리 다가가서 운동하기 시작하였다. 대개 기구 운동은 한 동작을 15회에서 20회를 한 세트로 해서 3세트에서 5세트를 하면 좋은 것으로 알려져 있다. 나의 경우는 어깨 근육을 강화하여 통증을 잡아주는 운동은 주로 5세트를 넘게 하는 편이다. 그날도 하이 폴리 5세트를 기분 좋게 끝내고 나서 다른 기구 운동을 하고 있었다. 그때 곁에 있는 아주머니들이 하는 이야기가 들렸다.

"하이 폴리를 하려고 기다렸는데 아까는 할아버지가 하고 있어 못했고 조금 전에는 또 어떤 여자가 하고 있어서 못했다."라며 상당히 기분 나쁜 투로 말을 하는 거였다. 듣고 보니 그 어떤 여자는 나였다. 내가 앞사람이 끝나기를 기다리고 있을 때, 아마 그 아주머니도 같이 기다리고 있었는데 내가 좀 빨랐던 모양이다. 자기가 하고 싶은 운동을 하려 하는데 차례가 오지 않으면 유쾌한 기분이 들지는 않는다. 그 속상한 기분을 이야기하는 모양이었다.

그러고 보니 사람이 많을 때는 3세트만 하고 비켜줬어야 하는데 혼자서 너무 잡고 있었던 것 같은 생각이 들어 미안한 마음이 들었다. 이렇듯 헬스장에서도 서로 지켜야 할 예의가 있다. 보통 3세트에서 5세트를 하는 기구 운동은 1세트를 하고 나서 숨을 고르기 위해 잠시 쉬는데 이럴 때는 다른 사람과 함께 바꿔가면서 하면 서로 기다리지 않고 운동을 할 수 있다. 그러나 개인적으로 잘 아는 사람이 아닐 때는 하기 쉬운 방법은 아니다.

사실 사람이 많을 때는 서로 조금씩 양보를 하여야 하는데 나도 깜빡했다. 내가 하고 싶은 기구 운동은 다른 사람 역시 하고 싶은 것인데 혼자서 너무 오래 잡고 있었던 것 같았다. 하지만 그 사람의 어투는 바람직하지 못하다는 생각이 들었다. 설사 내가 좀 많이 하여 자기가 할 수 없었다 하더라도 '어떤 여자'라며 버젓이 당사자 앞에서 할 수 있는 이야기는 아니지 싶었다. 자기 전용 기구가 아니기에 남이 할 수도 있는 것은 자명한 것이다. 말이란 마음속으로 표현할 수 있는 것과 입 밖으로 표현할 때는 달리해야 하는 게 있게 마련이다. 자기 기분 나쁘다고 직설적으로 상대방 앞에서 내뱉으니 나라고 기분이 좋겠는가. 어느 곳에서나 마찬가지겠지만 서로 지켜야 할 예의는 지키는 것이 좋다. 운동을 하는 헬스장에서도 예외는 아니다.

가능하다면
개인지도를 받아라

앞에서도 여러 번 밝혔듯이 나는 헬스에 대한 아무런 상식도 없이 무조건 운동을 시작했던 경우다. 내가 처음 운동을 하던 당시에는 지금처럼 운동에 대한 사회적 관심도 적었을 뿐만 아니라 일반인이 헬스장에서 전문 트레이너에게 개인지도를 받는다는 것도 쉽게 와 닿는 개념이 아니었다. 나 역시 먹고살기에도 빠듯한 시절을 지나온 사람이기에 시간을 내어 운동할 수 있다는 것만으로도 호사를 누린다는 생각을 가지고 있었다. 그리고 운동은 글자 그대로 몸을 움직이는 것인데 굳이 비싼 비용을 지불하면서까지 개인지도를 받을 필요가 있는 것이라고도 생각하지 않았다.

그러나 그런 생각이 맞지만은 않는다는 것을 세월이 흐르면서 느끼기 시작하였다. 물론 혼자서 하는 운동도 운동이 맞긴 하다. 하지만 어떤 분야이든 목적을 가지고 무엇을 얻으려고 마음먹었다면 가능한 효율적으로 노력해야 할 것이다. 나아가 노력과 함께 적절한 비용을 들여 더 확실하고 빠르게 결과를 얻을 수 있다면 여건이 될 때야 마다할 필요가 없다. 모든 분야에 전문가가 있는 것은 그냥 괜히 있는 것이 아니다. 헬스장에 근무하는 트레이너들은 운동에 관한 전문 지식을 교육받은 사람들이다. 그들은 개개인의 체력과 체형에 맞는 운동이 어떤 것인지 알고 그에 맞는 운동방법도 잘 알고 있는 사람들이다. 그러니 전문 트레이너에게 개인지도를 받으면 훨씬 빠르게 원하는 목적을 이룰 수 있다.

한 번도 가 본 적이 없는 낯선 길을 갈 때는 하지 않아도 될 고생을 하기도 한다. 길에 대한 정보를 가지고 있지 않기에 어느 쪽으로 가야 할지 몰라 자칫 길을 잘못 들 수도 있다. 그렇게 되면 다시 돌아서 나와 길을 찾아야 하는 경우도 있고, 좀 더 쉽고 빠르게 갈 수 있는데도 긴 시간을 들여 힘들게 가야 하기도 한다. 그럴 때, 그 길을 가 본 사람이 있어 길에 대한 정보를 들을 수 있다면 힘들이지 않고 쉽게 원하는 목적지에 도착할 수 있다. 헬스 역시 마찬가지다.

아무것도 모르고 시작해도 운동은 된다. 그러나 운동의 원리와 방법을 알고 시작하면 훨씬 더 쉽고 빠르게 원하는 효과를 얻을 수 있다. 혼자서 운동을 하는 것은 지도 없이 모르는 길을 가는 것과 비슷하다고 할 수 있겠다. 나의 경우는 헬스의 삼 대 운동인 스쿼트와 데드 리프트, 벤치 프레스를 아는 데도 꽤 오랜 시간이 걸렸다. 그리고 일자형인 내 체형에 스쿼트와 데드 리프트 같은 운동이 좋다는 것도 운동을 오랫동안 하고 난 후에 알았다. 운동의 종류와 각각의 운동이 가진 장점을 모르다 보니 그럴 수밖에 없었다. 혼자서 운동을 하면 오랫동안 시행착오를 겪을 수밖에 없다. 개인지도를 받게 되면 혼자서 할 때보다 훨씬 빠르게 운동을 이해하게 되고 자신의 몸에 맞는 운동을 배울 수 있어 효과도 빠르게 볼 수 있다.

나와 달리 두 아들이 운동을 시작한다고 했을 때 나는 개인지도의 필요성을 충분히 알고 있었기에 처음부터 트레이너에게 개인지도를 받도록 하였다. 해서 둘 다 육 개월의 개인지도를 받았다. 그렇게 처음부터 트레이너에게 개인지도를 받으면 운동을 할 때의 자세와 기구를 사용하는 방법 등을 정확하게 배울 수 있다. 올바른 방법으로 운동을 하면 원하는 부위의 근육을 발달시키기도 쉽다. 아니나다를까. 아들들은 곧바로 운동 효과가 나타나기 시작했다. 남자들은 여자와 달리 근육의 발달이 빠르다고 했다. 그러니 제대로 지도를 받아 운동하는 부위마다 근육이 왕성하게 생겨 왜소한 몸집도 보기 좋게 변하고 옷을 입어도 모양이 나게 되어 아들들은 기뻐했다. 몸이 말라 살이 찌고 싶은 남자들이 있다면 망설이지 말고 헬스장에 가서 기구 운동을 하기를 적극 권한다.

하루는 헬스장에 온 지 얼마 안 되는 사람이 이것저것 궁금한 것을 묻기에 이왕 운동하려면 트레이너에게 개인지도를 받는 것이 가장 좋다고 했더니 비용이 비싸지 않느냐고 했다. 물론 개인지도를 받는 비용은 결코 싸지 않다. 유명한 트레이너들에게 받는 개인지도비용은 얼마인지 알 수 없지만, 일반적으로 동네 근처에 있는 헬스장에서는 한 회당 오만 원 정도면 받을 수 있다. 오만 원이라는 비용은 사람에 따라 큰돈일 수도 있고 적은 돈일 수도 있다. 보통 일주일에 한 번 지도를 받는데 두 번을 받기도 하고 매일매일 받기도 한다. 그것은 운동하는 사람이 정하면 된다. 일주일에 한 번 받으면 육 개월, 두 번 받으면 삼 개월 정도면 대략은 된다. 그러니 그 정도 비용을 지불하더라도 생활에 별 무리가 없을 사람이라면 개인지도를 받기를 권한다.

대가를 지불하는 데는 그만한 이유가 있다. 그리고 대가를 지불한 만큼 유용한 운동 방법과 지식을 얻게 된다. 혼자서 에둘러 고생하지 않고 올바른 운동법을 배워 이른 시일 안에 운동 효과를 볼 수 있을 것이다. 나는 지금이라도 개인지도를 받고 싶은 마음을 늘 가지고 있다. 그러나 여건이 허락되지 않아 미루고 있다. 그것은 내가 운동을 가는 시간대는 새벽인데 그 시간대에는 헬스장에 트레이너가 근무하지 않는다. 설령 트레이너가 근무를 한다 하더라도 트레이너가 남자다. 가능하다면 여자 트레이너에게 지도를 받고 싶은데 대부분의 헬스장과 마찬가지로 내가 다니는 헬스장에도 여자 트레이너가 없다. 그러니 뒤늦게 개인지도의 중요성을 알고 개인지도를 받으려 해도 이래저래 받지 못하고 그냥 지금까지 하던 대로 혼자서 하고 있다. 하지만 처음 헬스를 배우며 운동을 해보고 싶은 사람이 있다면 가능한 트레이너에게 개인지도를 받으라고 하고 싶다.

PART 4

운동, 더불어 살자

달리면서 느끼는 행복,
러너스 하이

 달려라 달려라

달려라 하니

오래전 인기를 끌었던 만화 《달려라 하니》, 하니는 어릴 때 돌아가신 엄마가 보고 싶을 때마다 달린다. 세상에 대한 분노가 치밀 때도 달리고 슬플 때도 달리기를 한다. 부상과 누구보다 견디기 힘든 환경 속에서 결국 육상 선수로 성공하는 하니. 하니에게 달리기란 힘든 것들을 이겨낼 수 있게 해 준 원동력이었다.

요즘 들어 달리는 사람들이 많아졌다. 마라톤을 즐기는 사람들도 많다. 기대수명이 늘어나고 건강에 대한 관심이 높은 까닭이기도 하겠지만, 무엇보다도 달리면서 느끼는 희열 때문일 것이다. 42.195㎞를 두 다리로 완주하는 사람들. 마라톤을 하는 사람들을 보면 한없이 부럽다. 어떻게 두 다리로 그 먼 거리를 수 시간 만에 완주할 수 있을까. 마라토너들은 일반인보다 강인한 심장과 풍부한 폐활량을 가지고 태어나는 것인지 나는 아무리 도전을 해 봐도 되지 않는다. 지금도 마라톤은 나에게 불가능한 영역이다. 아무리 해도 나는 한 시간 반 이상은 뛸 수 없다. 그것도 조깅 수준으로. 오래전에는 마라톤은커녕 십 분 만이라도 뛰어 볼 수 있다면 얼마나 좋을까라는 생각을 했던 적이 있다. 그러나 몸이 따라주지 않으니 늘 생각으로 그칠 뿐이던 때였다.

헬스장에 가도 뛰는 사람들을 많이 본다. 트레드밀 위에서 수십 분을 거뜬히 뛰는 사람들. 오래전에는 그들도 부러웠다. 나도 뛰고 싶었으나 오 분도 채 뛰지 못했다. 타고난 체력 때문인지 단련이 안 되어서 그런지 조금만 뛰면 심장이 뛰고 숨이 차오르는 것이었다. 하지만 오기가 생겼다. 다른 사람이 뛴다면 나도 뛸 수 있을 것이다. 천 리 길도 한 걸음부터, 티끌 모아 태산이랬다. 일 분, 이 분, 오 분, 십 분. 이런 식으로 하루하루 달리기 연습을 했다. 처음에는 심장이 터질 것 같았으나 시간이 지나면서 제법 뛸 수 있게 되었고 지금은 한 시간은 쉽게 뛴다. 그렇게 뛰고 나면 온몸이 땀으로 젖고 기분은 말할 수 없이 상쾌하다. 그래서 달리고 달려도 또 달린다.

운동하는 사람들은 어느 지점에 이르면 고감도의 쾌감을 느낀다고 한다. 아는 사람은 알겠지만, 인체에 일정한 강도의 스트레스를 가하면 뇌가 베타 엔도르핀이라는 호르몬을 분비하는데 그때 강렬한 희열의 순간, 엑서사이즈 하이(달리기를 하면서 느낄 때는 러너스 하이라고 함)를 느낀다는 것이다. 베타 엔도르핀의 효과는 강력한 마약을 투여했을 때 느끼는 쾌감과 거의 맞먹는다고 한다. 마약을 먹어 보지 않아 그 기분은 모르지만 나는 아직 그런 강렬한 희열은 느껴보지 못한 듯하다. 그러나 땀 흘려 운동을 하고 나면 온몸이 상쾌하고 날아갈 듯한 기분이 드는 것은 사실이다. 때로는 운동을 하기 싫은 날도 있지만, 운동을 마치고 난 뒤의 상쾌함을 생각하면 주섬주섬 준비하여 헬스장으로 향하게 되는 것이다.

꼭 엑서사이즈 하이를 느끼기 위해서 운동을 하는 것은 아니다. 운동하게 되면 기분도 기분이지만 땀을 흘릴 때 몸속에 쌓인 노폐물들이 배출되고 불수의근인 오장육부도 출렁거리게 하여 소화도 잘되게 한다. 그러니 변비도 없을 뿐 아니라 비만도 예방할 수 있어 일석다조다. 고감도의 엑서사이즈 하이를 아직 느껴보지는 않았지만, 운동으로 매일 상쾌함을 얻을 수 있으니 이미 엑서사이즈 하이를 체험하고 있는 것과 마찬가지라 할 수 있겠다. 나는 여태 변비로 고생해 본 적이 없다. 변비 때문에 고통받는 사람들을 보면 안타까운 생각이 들 때가 많다. 굳이 약을 복용하지 않더라도 생활하는 사이사이 내장이 출렁거릴 만큼의 운동을 하면 변비 같은 것은 없을 것이라 생각한다.

내 생에서 가장 잘한 것 중 하나가 운동이다. 운동을 한 지도 어언 이십 년이 되어 간다. 운동하지 않았다면 아마도 체력이나 체형에서 지금과는 좀 동떨어진 모습을 하고 살아가고 있을 것이다. 운동은 자신의 체력에 맞게만 하면 누구에게나 좋은 결과를 안겨준다. 시간이 없어서, 돈이 없어서, 이유 없는 사람은 없다. 그러나 시간이 없으면 생활하는 짬짬이 틈새 시간을 포착해서 해도 되고 금전적으로 부담된다면 지자체에서 운영하는 체육관을 이용하면 그리 큰 비용을 들이지 않고 할 수 있다. 지역민을 위해 아주 저렴한 가격으로 운영하는 시설 좋은 체육관이 웬만한 지역마다 있으니 문제는 마음이 있고 없고에 달렸다. 내가 낸 세금으로 운영하는 것이니 십분 활용하여 몸이 건강해지면 그 또한 애국이라 할 수 있다. 국가 구성원인 개개인이 건강하면 사회도 건강할 것이니 어찌 애국이 아니겠는가.

이제 날씨도 활동하기 제법 선선하다. 오늘은 헬스장의 트레드밀 위가 아닌 바닷가 산책길을 달리기로 한다. 살랑살랑 부는 산들바람을 망토처럼 거느리고 햇빛 다사로운 해안가 산책길을 달리기에 더없이 좋은 계절이다. 살면서 고통과 슬픔에 부대끼는 날들이 행복한 날보다 많지 싶다. 그러나 어떤 자세로 받아들이느냐에 따라 고통과 슬픔의 부피도 조금은 늘어나기도 줄어들기도 하지 싶다. 피할 수 없다면 밀어낸다고 어디 해결이 되던가. 집 평수만 넓히려고 할 게 아니라 마음과 가슴의 평수도 조금씩 넓혀 덜 답답하게 사는 것도 삶의 고뇌를 견디는 한 방법이지 싶다. 운동을 하는 것도 그 방법 중 하나다. 땀 흘려 건강을 북돋우고 상쾌한 기분으로 삶을 바라보는 순간이 기다리고 있다.

　　　　　　　　　　　　　운동, 망설이지 말고 당장하라

운동,
며칠 쉬어도 된다

한 며칠 동안 운동을 하지 못했다. 뚜렷한 이유가 없는데 새벽에 잠이 깨지지 않는 것이었다. 새벽에 운동한 지가 몇 년이 되었는데 새삼스레 잠이 깨지지 않으니 나도 모르는 생체 리듬에 변화가 생겼는지 모를 일이다. 나는 운동에 중독되다시피 해서 하루라도 운동을 하지 않으면 몸이 느글거리는 것 같다. 아무리 바쁜 일이 있어도 운동을 해야만 그날의 일과를 끝낸 것 같게 느껴진다. 그러니 웬만한 일이 아니면 운동을 거르지 않는다. 그런데 아무리 운동을 좋아할지라도 잠에는 이겨낼 재간이 없었다. 그래서 그냥 한 며칠 운동을 하지 않고 큰 맘 먹고 쉬기로 했다.

운동하지 않았더니 첫날과 다음 날은 몸이 영 찌뿌듯하게 느껴지고 기분도 맑지 못했는데 날이 지나면서 그 기분도 사라졌다. 사람의 마음은 참 이해하기가 힘들다. 그렇게 오랫동안 운동을 했는데도 한 며칠 쉬니까 언제 운동을 했나 할 정도로 게을러지는 것이었다. 리듬이 깨어지니 순식간에 생활 패턴이 흔들렸다. 엎어진 김에 쉬어 간다는 말이 있듯, 이왕 쉬는 거 마음껏 망가져(?) 보자 생각했다. 정기적으로 운동하던 몸이 뱉어내야 할 노폐물과 에너지를 발산하지 못하니 몸이 무거운 것은 뻔했다. 그러나 오랜만에 게을러져 뒹굴어보는 것도 나름 괜찮은 것 같았다. 한 번쯤 일탈을 일삼는 것도 삶에 활력을 주는 하나의 요인으로 작용하기도 하는 것이다.

우리 동네에는 얼마 전에 유명 메이커의 도넛 전문 가게가 들어와 있다. 평소 밀가루 음식을 좋아하고 도넛은 더 좋아하지만 꾸준한 몸무게 유지를 위해서 들어가고 싶은 마음을 억누르고 지나다녔다. 혹시 맛있는 음식을 보고 너무 많이 먹고 싶은 생각이 들까 걱정이 되었기 때문이었다.

그런데 이왕 리듬이 깨졌으니 먹는 것도 좋아하는 것 맘껏 먹어보자는 생각이 들었다. 마트에 가서 장을 보고 오다가 도넛 가게에 들어갔다. 아니나 다를까, 도넛 가게에는 각종 맛있는 도넛들이 식욕을 마구 불러일으켰다. 오랜만에 맛있는 도넛을 보니 욕심이 생겨 이것저것 여러 가지를 샀다. 달콤한 시럽이 코팅되어 있는 도넛은 정말 맛있었다. 앉은자리에서 몇 개를 집어 먹었다. 가족들이 몇 개 먹고 남은 것은 또 다음 날 다 먹었다. 그러니 몸이 가만히 있겠는가. 운동도 하지 않는데 먹는 것도 평소보다 많이 먹으니 어떻겠는가. 몸이 무거운 느낌이 들었다.

며칠이 지나자 우려가 현실이 되어 있었다. 체중계에 올라가니 일주일 사이에 이 킬로가 늘어나 있었다. 이 킬로가 많은 양은 아닌 것 같지만 늘 꾸준한 체중을 유지하는 사람에게는 이 킬로도 상당한 양이다. 마음먹고 빼려면 안 되는 것은 아니지만 늘어난 체중을 운동으로 조절하려 하면 정말 힘이 든다. 몸무게를 빼는 것과는 반대로 늘어나는 것은 한 치의 어긋남 없이 정직하게 늘어난다. 운동을 평소보다 좀 많이 해도 몸무게는 좀처럼 변함이 없다. 그러나 운동을 하지 않고 쉬거나, 좀 많이 먹으면 즉각 표가 난다. 일하고 노력한 만큼 소득이 올라주는 것이라면 반가워할 노릇이지만 굳이 늘어나 봐야 하나도 득이 될 게 없는 몸무게인데 어쩌면 그리 정직한지 모르겠다. 늘어나는 몸무게를 보니 더 이상 운동을 쉬면 안 되겠다는 생각이 들었다.

열흘째 되는 날, 밀려오는 새벽 단잠을 쫓으며 다시 운동하러 갔다. 단 열흘이지만 쉬었다 하니 그사이 몸이 굳은 느낌이 왔다. 몸의 리듬을 되찾고 불어난 몸무게도 다시 원위치로 돌리려면 평소보다 조금 더 노력해야 할 것이다. 하지만 한 번씩은 운동을 쉬는 것도 괜찮은 것 같다는 생각도 들었다. 조급한 느낌이 들어서 그렇지 사실 며칠 쉰다고 몸에 아무런 이상도 나타나지 않았다. 몸무게가 이 킬로 늘어난 것도 마음 먹고 회복하면 얼마든지 할 수 있다. 물론 먹는 양을 조금 더 줄이고 운동도 조금 더 해야 하지만 그 정도는 며칠 쉰 것에 비하면 충분히 감내할 수 있다.

운동을 오래 하는 사람들은 때로 운동에 대해 너무 강박관 념을 가지는 경우가 있다. 마치 운동이 인생의 전부인 양 하 루라도 하지 않으면 어찌 되는 것 같은 생각을 가지고 스트 레스를 받을 때가 있는 것이다. 그러나 삶은 단거리 달리기가 아니고 마라톤이라고 하듯이 운동도 오랜 기간 하다 보면 간 혹 휴지기를 주면서 몸에 일어나는 변화를 관찰해 보는 것도 운동을 조금 더 효율적으로 하는 데 어떤 보탬이 되지 않나 하는 생각을 해 본다. 운동 전문가들은 운동하고 최소 이틀 정도는 쉬었다 하라고 한다. 운동으로 자극된 부분의 근육이 쉬는 동안에 왕성하게 발달하기 때문이라고 한다. 하지만 이 론적으로는 그러는 게 좋다고 해도 운동을 하는 사람들은 거 의 하루도 빠지지 않고 운동을 한다. 그것은 운동함으로써

운동, 망설이지 말고 당장하라

느끼는 몸의 가벼움 때문일 것이다.

하지만 하루 운동하고 이틀을 쉬지 않는다고 해서 운동 효과가 더딘 것도 아닌 것 같았다. 문제는 무엇을 어떻게 하든 너무 강박관념 같은 것을 가지지 말고 즐기면서 하는 태도인 듯하다. 오랜만에 운동을 쉬면서 운동에 대해 다시 한번 생각해 보는 계기를 가졌다.

어둠 속의 사람들

사방이 깜깜하여 사물이 잘 보이지 않는 시각, 한 무리의 사람들이 모여서 웅성거리고 있다. 겨울날의 새벽 다섯 시 삼십 분은 아직 밤같이 깜깜하다. 그런 어둠 속에 모여 있는 사람들은 다섯 시 삼십 분, 정각이면 문이 열리는 스포츠센터 안으로 들어가기 위해 미리 와서 기다리고 있는 사람들이다. 누가 보면 극성스럽다고 할지 모르겠으나 이른 새벽 운동이나 목욕을 해 보지 않은 사람들은 그 묘미를 모르기에 하는 소리다. 그 묘미를 알고 나면 극성스럽다고 하지 못할 것이다. 아직 문이 열리려면 몇 분은 더 기다려야 하니 서로 안면 있는 사람들은 이런저런 이야기를 도란거리기도 한다. 그러나 정작 문이 열리면 인정사정 보지 않는다.

다섯 시 삼십 분, 직원이 문을 열어주면 한꺼번에 우르르 안으로 밀고 들어간다. 보기에는 그냥 들어가는 것 같지만, 그 짧은 순간에 보이지 않는 치열한 경쟁이 있다. 서로 밀치고 뛰는 것은 아니지만 한 걸음이라도 먼저 들어가려고 하는 사람들의 열기가 고스란히 보인다. 대략 삼사십 명의 사람들이 있는데 절반은 헬스장으로 가는 사람이고 절반은 목욕탕으로 가는 사람이다. 대부분은 오랜 기간 스포츠센터를 이용하는 사람들이라 서로 잘 아는 사이다. 그러니 내놓고 경쟁을 하지는 않지만, 암암리에 일 초라도 빨리 들어가려고 발을 재빠르게 놀리는 것이다. 이유는 간단하다.

늦게 들어가면 목욕탕에는 앉을 자리가 없고 헬스장에서는 트레드밀을 차지할 수가 없기 때문이다. 헬스장에는 트레드밀 외에도 많은 기구들이 있지만 제일 선호하는 게 트레드밀이다 보니 자연 서두르게 되는 것이다. 몇 초를 다투는 사이 목욕탕의 앉을 자리와 헬스장 트레드밀의 임자가 정해지는 처지이다. 그러니 보이지 않는 경쟁이 있을 수밖에 없다.

모르는 사람들은 '뭐, 그런 것에 새벽같이 안달이냐'고 할 수도 있겠지만, 새벽 운동이나 목욕을 하고 나서 느끼게 되는 신체의 개운함은 말로 다 할 수가 없다. 왜 사람들이 단잠을 괜히 마다하고 돈 버는 것도 아닌, 돈을 내면서 그렇게 열정적으로 다니겠는가. 그만큼 몸과 마음, 그리고 기분까지 좋게 만들어 주기 때문이다. 나는 운동을 두어 시간하고 나면 목욕탕으로 가서 샤워한 후에 냉온욕을 서너 번 하는 것으로 운동을 마무리한다.

그렇게 운동과 냉온욕을 끝내고 나오면 세상에 부러울 게 없을 정도로 몸이 개운하고 기분이 좋다. 바로 그 매력에 새벽 단잠도 뿌리치고 집을 나서는 것이다. 그러나 삼사십 명은 아파트 단지가 모여 있는 곳의 인구수를 감안하면 턱없이 적은 숫자다. 물론 낮과 저녁 시간에 오는 사람들도 많지만 그래도 수만 세대가 사는 것을 생각하면 운동하는 사람이 적다는 것을 알 수 있다. 사람들은 각자 나름대로 삶의 재미를 추구하는 방법이 있겠지만, 운동은 무엇보다 건강한 삶을 살 수 있게 해준다는 데 그 의미가 있다고 할 수 있다.

주위에서 각종 통증으로 고생하는 사람들을 많이 본다. 아프면 병원에 가는 것이 맞지만, 어깨나 허리, 팔다리 같은 데서 생기는 통증은 병원에 간다고 해서 뾰족한 수도 없어 마치 동반자처럼 함께 매일매일 살아갈 수밖에 없는 경우가 허다하다. 나 역시 어깨와 위염에서 오는 통증으로 무지무지한 아픔을 견디며 살아야 했다.

통증은 나의 행동을 방해했다. 가고 싶은 곳도 많고 해 보고 싶은 것들도 많았지만 수시로 나를 찾아와서 괴롭히는 몸의 통증들은 내가 원하는 것들을 하지 못하게 제동을 걸었다. 아름다운 삶을 위해 꾸는 꿈을 꿀 수 없도록 시비를 걸었고 웃으면서 지내야 할 시간을 찡그리게 했다.

그러나 운동을 하면서 통증들은 많이 완화되었다. 아픈 사람들은 웃고 싶어도 쉽게 웃지 못한다. 누구인들 웃으며 살고 싶지 않겠느냐만은 내 몸이 아프면 웃음도 자연 나오지 않게 된다.

운동을 하면 적지 않은 통증에서 벗어날 수 있다. 주위에서 허리나 어깨, 다리 통증을 이야기하는 사람들에게 운동을 권유도 해 보았지만 쉽게 받아들여지지 않았다. 안타까운 일이 아닐 수 없다. 통증에서 제법 자유로워지는 것은 물론, 몸을 건강하게 해 주는 운동을 할 수 있는 곳이 옆에 있어도 관심이 없으니 무용지물이다. 평안 감사도 제 하기 싫으면 어쩔 수 없기에 한두 번 권하다 말지만 정말 안타깝게 여겨질 때가 많다.

인생은 불가역적이고 건강 또한 마찬가지다. 내 인생을 다른 사람이 대신 살아줄 수 없듯이 내 건강 역시 나 말고는 어느 누구도 책임져 주지 않는다. 불가항력적인 질병은 어떻게 할 수가 없다 하겠지만 살면서 예방할 방법이 있다면 적극적으로 찾아서 실천하는 것이 좋지 않겠는가. 몸이 아프면 자신은 말할 것도 없고 가족과 주위 사람들에게도 불편함과 우울함을 느끼게 한다. 그러니 운동을 할까 말까 망설이는 사람이나 하려고 마음먹은 사람이 있다면 지금 당장 시작하라고 하고 싶다.

운동, 망설이지 말고 당장하라

헬스장과
더불어 살기

작은아들이 헬스장에 회원 등록을 할 때의 일이다. 나는 운동의 이점을 알고 있기에 이왕 시작하려면 처음부터 정석으로 배우는 게 지름길이라며 아들에게 개인지도도 신청하도록 했다. 그런데 등록 기간이 최소 삼 개월 이상이라고 했다. 간혹 헬스장에서 회원들로부터 수 개월의 등록비를 받고는 잠적을 해 버리거나 부도가 나서 회원들이 회비를 돌려받지 못한다는 소식을 뉴스를 통해 본다. 그렇게 되면 그 피해는 고스란히 회원들이 받아야 한다. 삼 개월 이상이라는 이야기가 영 꺼림칙하였다. 내가 다니는 곳은 지자체에서 운영하는 곳이라 한 달 간격으로 등록한다. 해서 부도나 업주의 잠적으로 인한 피해를 볼 걱정은 없다. 하지만 작은아들은 내가 다니는 곳은 싫다고 해 어쩔 수 없이 꺼림칙하여도 그렇게 하는 방법 말고는 없었다.

설마 부도가 나거나 업주가 먹고 튀는 일은 없겠지. 기간이 길고 비용도 적지 않으니 만에 하나 좋지 않은 상황도 염려가 되는 거였다. 그러나 그런 건 매스컴 속 세상에서나 일어나는 일이지 내가 사는 주변에서는 일어날 것 같지 않은 일들로 생각되었다. 그리고 헬스장의 규칙이니 싫어도 어쩔 수 없이 가장 짧은 삼 개월로 신청하고 개인지도비와 함께 비용을 지불했다.

그렇게 운동을 권해도 하지 않던 녀석이 스스로 등록을 하고 난 후에는 열심히 운동하러 다녔다. 저 좋아 시작했으니 운동 가라 마라 잔소리하지 않아도 때 되면 알아서 가니 역시나 뭐든 신명이 나면 절로 되는 것이었다. 트레이너가 지도하는 운동과 트레이너가 짜준 식단에 맞춰 음식도 골고루 적당량 먹으니 몸에 나타나는 변화가 눈에 보였다. 백문이 불여일견이라고, 몸에 찾아오는 변화를 제 눈으로 직접 확인을 하게 되니 아들은 점점 운동에 재미를 붙여갔다. 그렇게 한 달이 지난 어느 날 휴대폰으로 문자가 왔다.

회원님 안녕하세요. 저희 센터가 파산신청을 하게 되었고 따라서 영업을 못 하게 되었습니다. 저희 직원들도 급여가 밀린 상태에서 오늘 갑작스럽게 이런 불미스러운 소식을 접하게 되었습니다. 죄송하지만 오셔서 개인 물품을 찾아가시는 방법 말고 다른 방법은 도와드릴 게 없을 듯합니다. 죄송합니다.

살면서 이런 일은 누구라도 당할 수 있지만 좀처럼 당하기도 쉽지 않은 일이다. 그런데 거짓말처럼 매스컴에서나 듣던 일이 실제로 벌어진 것이다. 억울하고 분한 마음에 바로 전화를 했다. 도대체 이게 무슨 일이며 이미 회비를 지불한 회원은 어떻게 되느냐고 물었다. 전화를 받은 직원은 자신들도 월급조차 못 받은 상황이고 이미 기구며 자산가치가 있는 것은 채권자들에 의해 손댈 수 없게 되었다고 했다. 업주마저 스스로 목숨을 끊어 버려 도저히 어떻게 할 방법이 없다고 했다.

내 잘못이 아니더라도 상대 쪽에 부도가 나면 방법이 없다는 것을 수십 년 사업을 하며 잘 알고 있기에 이미 지불한 적지 않은 비용은 떼이기에 십상이라 생각했다. 그러나 금전적 손해도 손해지만 그보다 더 좌절되는 건 이제 한창 운동에 재미를 붙이고 있는 아들이 여기서 운동을 멈추어 버리는 건 아닐지 그게 더 우려되었다. 어이없고 무어라 말할 수 없이 기분이 나빴지만 잊어버리기로 하고 아들을 위로했다.

부도가 난 헬스장은 규모도 크고 위치도 좋으며 근처에서는 인지도가 높은 제일 좋은 곳이었다. 다시 이곳저곳을 돌며 몇 군데의 헬스장을 둘러본 후 시설이 좀 나은 곳에 새로 등록을 했다. 그러나 신이 나서 막 흥미를 들이고 있던 아이는 리듬을 잃어 한동안 축 처졌다. 다행히 시간이 지나며 다시 활기를 찾아 지금은 새로 등록한 곳에도 잘 다니고 있다.

며칠 전에는 큰아들도 같은 헬스장에 등록했다. 아들과 함께 등록할 때 입에서 자연스럽게 나오는 말이 좀 싸게 해 달라는 말이었다. 우리나라 사람들은 물건을 살 때는 깎는 맛이 있어야 한다는 생각을 가지고 있다. 더불어 파는 사람은 덤을 얹어주어야 좋은 소리를 듣는가 하면, 또 가격을 깎지 않고 사면 바가지를 쓰거나 손해를 본 듯한 느낌을 받곤 한다. 그러나 이제는 모든 방면에서 많은 변화가 있었고 우리 사회 역시 신용사회로 변화해 가고 있다. 합리적으로 책정된 가격은 깎으려 하지 말고 지불하는 경제 개념을 가졌으면 하는 생각을 이번 기회에 해 본다.

부도가 난 헬스장은 내가 사는 동네에서 가장 크고 고급스러우며 분위기도 좋았던 곳이었다. 사람들은 너나없이 좋은 시설과 양질의 서비스를 받을 수 있는 곳을 선호한다. 그러면서 비용은 또 저렴하기를 원한다. 아들과 나 역시 운동을 할 곳을 찾을 때는 시설도 좋고 비용도 싼 곳을 찾아다녔다. 좋은 시설과 양질의 서비스를 받기를 원하면 그에 합당한 비용을 지불해야 마땅할 게다. 그런데 대부분의 사람들이 최상을 요구하면서 대가는 최소로 지불하려는 비합리적 의식을 가지고 있음이 사실이다. 그런 이용자들이 많다 보면 결국 업체도 영업하는 데 어려움을 겪을 수밖에 없게 될 것이다.

헬스장이 부도가 난 것은 업주의 경영 실패인 동시에 좋은 시설을 이용하지 못하는 소비자의 손실이기도 하다. 더불어 헬스장의 폐쇄는 소비자의 불편이 되고 어떤 면에서는 삶의 질을 떨어뜨리는 요인으로 작용할 수도 있다. 세상 모든 존재는 어떤 형태로든 유기적 관계를 유지하며 공생하는 구조로 되어 있다.

헬스장에 있는 운동 기구들은 결코 값이 싼 물건들이 아니다. 비싼 기구를 구입하는 것은 물론, 시설을 운영하는 데 드는 비용과 건물 임대료 등을 생각하면 어림으로 계산을 해봐도 많은 회원들을 확보하지 않으면 유지 자체도 힘들겠다는 답이 나온다. 업주들도 논 팔아 봉사하는 사람들이 아닐 뿐더러 한 가정의 경제를 책임지고 건사하는 사람인 만큼 그에 합당한 이윤을 추구함은 자명한 노릇일 것이다. 몇 개월

단위로 회원 등록을 받는 것도 최소한의 사업 유지를 위한 방책의 하나라고 한다. 시설도 좋고 기구도 좋으며 좀 더 쾌적하고 고급스러운 서비스를 원한다면 그에 합당한 비용을 지불하는 것을 아까워하지 않는 경제 문화가 정립되었으면 좋겠다는 생각을 해본다. 회비를 깎아 달라는 말을 당장 그만두었다.

기분 좋은
체성분 측정 결과

건강검진을 할 때마다 듣는 말이 있다. 뼈가 보통 사람들에 비해 상당히 튼튼하다는 말이다. 뼈의 양도 많을 뿐만 아니라 골밀도도 상당히 좋다며 운동을 하느냐고 묻는다. 그럴 때마다 운동한다는 것을 자랑스럽게 말한다. 그런데 어느 날 골다공증이 있는 선배님과 이야기를 나누다가 운동을 해서 그런지 뼈가 튼튼하다고 하더라는 이야기를 했더니 꼭 그래서 그런 것은 아닐 수도 있다고 했다. 선배의 말인즉, 운동해서 뼈가 튼튼할 수도 있겠지만 어쩌면 타고난 것인지도 모른다는 것이다. 듣고 보니 그럴 것도 같았다. 얼굴이나 체형, 건강도 그러하듯이 사람은 태어날 때 모두가 다르게 태어나기 때문이다. 그렇지만 운동을 하다 보니 이왕이면 운동을 해서 그런 것으로 믿고 싶다. 뭐 이유야 어찌 되었든 나이 들어가면서 뼈가 튼튼하다는 것은 좋은 것이 아닐 수 없다.

올해는 미루었던 건강검진을 해 보기로 했다. 대부분의 사람들이 그렇겠지만 나 역시 몸에 별다른 이상이 없는 한 건강검진을 하라는 통지서가 날아와도 하지 않고 해를 넘기는 경우가 많다. 건강검진을 받는 게 그리 어려운 일은 아니지만, 날을 정하고 또 당일에는 아침을 걸러야 하는 것이 번거롭기도 하며 병원에 가서 이리저리 다니며 검사를 받는다는 것 또한 귀찮기 때문이다. 그러니 흔히 하는 말로, 아파서 죽을 지경이 아니면 병원에 잘 가지지 않는다. 그러나 작년에도 건강검진을 하지 않았기에 귀찮아도 올해는 해 보기로 했다. 그동안 몸에는 또 어떤 변화가 있는지 궁금하기도 했다.

몸의 이상 유무도 유무지만 체성분을 측정하면 지난번과 달리 이번에는 어떤 결과가 나올까 항상 궁금하다. 일상에 변화가 없고 먹는 양과 운동량이 늘 일정하니 별다른 변화는 없지 싶지만 그래도 때로 몸이 어떻게 변했을까 궁금하기도 한 것이다. 헬스장에도 요즘은 체성분을 측정하는 인바디라는 기계가 다 있기에 한 번씩 해 보기도 하지만 건강검진 때처럼 아침을 거르고 정확한 조건에서 측정하는 것과는 조금

다를 수도 있기에 병원에서 하는 것이 궁금한 것이다.

건강검진을 하는 날, 아침을 거르고 병원에 가서 순서를 기다렸다. 기본적인 것 몇 가지를 체크하고 난 다음 체성분 측정을 하였다. 양손으로 봉을 잡고 측정기에 올라서니 담당자가 운동하느냐고 물었다. 측정기 모니터의 그래프가 나타내는 것을 보고 묻는 것이다. 근육량과 뼈의 양, 그리고 체지방 성분 등의 수치가 운동하는 몸이라는 것을 나타내기 때문일 것이다. 거의 체성분 측정을 할 때마다 듣는 말이다. 건강검진 하는 사람 중에 나와 같은 결과치를 나타내는 사람이 많이 없다 보니 물어보는 것이지 싶다. 그럴 때마다 괜히 뿌듯한 생각이 들어 혼자서 즐거워한다.

며칠 뒤, 검사 결과를 듣기 위해 병원에 갔다. 다행히 검사 결과 몸은 별다른 이상이 없었다. 의사는 평소에 운동을 하느냐고 물으며 관리를 잘하고 있으니 앞으로도 지금과 같은 상태를 계속 유지하라고 했다. 체성분도 아주 건강하고 고르다고 했다. 집에 와서 체성분 측정 결과지를 자세히 살펴보니 지난번 검사 때와 별반 다르지 않았다. 꾸준히 운동하는 몸이라 별다른 변화가 없을 것이라 믿었지만, 다시 한 번 운동으로 나타나는 체성분 분포를 눈으로 확인하는 순간이었다.

운동을 하는 사람은 당연한 결과지만 체성분 측정치가 만

족스럽게 나오면 내심 자부심을 느낀다. 하루 이틀도 아니고 수 년 동안 운동을 한다는 것은 결코 쉽지 않다. 오랫동안 인내하면서 운동을 한 결과이니 그에 대한 보상을 받는 기분 같은 것이라고 할까. 아무것도 아닌 것 같지만 때로는 별것 아닌 것 같은 기분이 생활의 활력을 한껏 높여 주기도 한다. 종이 한 장에 드러난 체성분 측정이 뭐 그리 대단하다고 그러느냐고 할지 모르겠지만, 몸과 건강을 위하여 쉬지 않고 노력한 결실을 눈으로 확인하는 것이라 그 기분은 운동을 하지 않는 사람은 모를 것이다. 그 기분은 앞으로도 운동을 즐겁게 하게 하는 원동력이 되고 더불어 일상을 살아가는 데도 적지 않은 활력으로 작용할 것이다. 운동하는 사람만이 느낄 수 있는 즐거움이다.

마무리

앞에서도 밝혔듯이 나는 오랫동안 몸을 괴롭히는 통증들에서 벗어나기 위해 운동을 시작하였다. 역류성식도염과 만성위염, 그리고 어깨 통증과 두통은 삶을 무척 힘들게 하였다. 운동을 하고부터 그 통증들에서 서서히 벗어날 수 있었다. 물론 통증의 뿌리까지 완전히 사라지지는 않았다. 역류성식도염은 가슴이 타는 듯하던 증세는 사라졌지만, 명치가 막힌 듯한 감은 남아 있다. 그래도 통증이 없는 것만 해도 견디는 게 훨씬 나아졌다. 두통은 어느 날 보니 말끔히 사라져 있었고 어깨 통증도 수시로 욱신거리며 아리던 증세가 거의 사라졌다. 어깨 역시 묵직한 느낌은 남아있다. 흔히 목에 디스크가 있으면 어깨가 아프다고 알고 있는데 꼭 그렇지만은 않다는 것을 운동으로 통증에서 벗어나면서 알게 되었다. 우리 몸에 일어나는 통증들의 증상도 여러 각도에서 바라볼 수 있고 해결하는 방법도 여러 차원에서 할 수 있다는 것을 알 수 있었다.

지금의 몸을 운동을 하지 않았을 경우와 비교하면 엄청난 차이가 난다고 할 수 있다. 만약 내가 운동을 모르고 살았다면 그 통증들을 지금 어떻게 견디며 살고 있을까 싶다. 생각하면 끔찍하다. 운동을 하지 않던 때의 통증을 10으로 본다면 지금은 7 정도는 사라지고 3 정도 남은 것 같다. 통증에서 그만큼만 벗어나도 생활하는 데 많은 도움이 된다. 몸이 아픈 사람은 무엇이라도 잡고 싶은 게 평소 심정이다. 그런데 운동을 함으로써 독한 약을 먹지 않고 적지 않은 통증을 완화시킬 수 있다면 마다할 이유가 없지 않은가. 지금 이 순간에도 각종 통증으로 고통받고 있는 사람들이 많이 있을 것이다. 그리고 통증에서 벗어나기 위해 병원을 찾아가거나 또 다른 방법을 찾아 애태우고 있을 것이다. 그런 통증을 운동으로써 완화시킬 수 있다면 얼마나 좋은가.

그러니 통증으로 고통받고 있는 사람이라면 망설이지 말고 지금 당장 운동을 하라고 하고 싶다. 물론 나는 헬스를 하면서 간 청소도 하고 또 다른 해독 요법들도 수시로 했기에 그러한 부분들도 적지 않은 영향을 미쳤을 것으로 생각된다. 아무튼 헬스는 통증을 없애는 데 상당 부분 효과가 있다고 장담할 수 있다.

운동 방법에 관해서는 가능하다면 전문 트레이너에게 개인 지도를 받을 것을 권하고 싶다. 헬스는 물론 혼자서도 할 수 있는 운동이다. 혼자서 하는 운동이 서툴기는 할지라도 신체를 전혀 움직이지 않는 것보다 훨씬 낫다. 하지만 개인지도를 받게 되면 자신에게 맞는 운동과 방법을 정확하게 배울 수 있다. 자신의 체력과 체형에 맞는 운동을 올바른 자세로 하게 되면 보다 빠른 시간 안에 운동의 효과를 볼 수 있을 것이다. 또한 그만큼 몸의 통증에서도 빠르게 벗어날 수 있다. 내 경우는 처음부터 개인지도의 필요성을 느끼지 못하고 혼자서 운동을 했기에 오랫동안 운동을 하면서도 제대로 된 운동 효과를 볼 수 없었다. 이렇게도 해 보고 저렇게도 해 보며 시행착오를 하는 기간이 상당히 오래 걸렸다. 개인지도를 받으면 혼자서 하면서 겪어야 하는 시행착오의 기간을 그만큼 줄일 수 있다. 물론 비용이 좀 들겠지만, 결코 아까운 것이 아니다. 개인지도를 육 개월 정도 받는 비용을 지불해도 살아가는 데 큰 지장이 없다면 꼭 개인지도를 받으라 하고 싶다.

아울러 운동을 하려면 하루라도 빨리 시작할 것을 권한다.

특히 체형의 변화를 목적으로 한다면 나이 들어서보다 몸의 유연성이 많은 젊을 때에 시작하는 것이 도움될 것 같다는 생각이 든다. 몸에 유연성이 있을 때 운동 효과가 더 빨리 나타나지 싶다. 나이가 들면 몸이 경직되어 운동 효과도 젊었을 때보다는 덜 한 것 같다. 그러니 몸매를 예쁘게 하고 싶거나 특정 부위를 발달시키고 싶다면 한 살이라도 젊어서 하는 게 좋다.

많은 사람이 헬스를 하면 살이 빠진다고 생각하기도 한다. 그러나 내 경험으로 보면, 헬스로 드라마틱하게 살이 빠지지는 않았다. 비단 내 경우만이 아니라 그동안 같은 헬스장에서 오랜 기간 같이 운동을 하면서 본 여러 사람을 보아도 헬스만으로는 살이 쉽게 빠지는 것이 아닌 것을 알 수 있었다. 물론 전문적으로 운동하는 사람들처럼 닭 가슴살을 먹고 끼니마다 식단에 적힌 칼로리만큼만 먹으며 운동을 한다면 어떨지 모르겠다. 하지만 일반적으로 운동하는 사람은 헬스만으로 살을 뺀다는 것은 결론적으로 쉽지 않다고 할 수 있다. 그러나 드라마틱하게는 아니지만 어느 정도는 뺄 수 있다.

건강 방송 프로그램이나 인터넷 같은 데서 하루 몇 분 투자로 뱃살을 빼는 자세라는 둥, 며칠 만에 적지 않은 살을 뺀다는 둥 하는 정보들이 많으나 실제로는 상당히 어렵다. 같

운동, 망설이지 말고 당장하라

은 운동을 매일 반복하다 보면 어느 순간, 내성이 생겨 운동의 효과가 느껴지지 않게 되는 것을 알 수 있다. 어느 한 가지 운동이 좋다 하여도 똑같은 자세의 운동을 매일 반복하다 보면 일정 기간이 지난 후에는 알려진 대로 유효하지가 않다는 것을 알 수 있었다. 오히려 여러 가지 운동을 바꿔가며 해야 효과는 더 좋았다.

살을 빼고자 한다면 최우선으로 해야 할 것이 식사량을 줄이는 것이다. 내 경우도 불어난 살을 빼기 위해 이래저래 해 보다 결국은 식사량을 줄이고 나서야 어느 정도 살을 뺄 수 있었다. 보통 식사량을 줄여야 한다고 하면 굶는 것을 생각하는데 굶어야 할 필요는 없다. 매 끼니를 다 먹되 조금씩 식사량을 줄이면 된다. 내 경우는 처음 식사량을 줄일 때 하루에 반 숟가락씩 덜 먹기 시작해서 나중에는 삼 분의 일로 줄였다. 서서히 줄여나가니 어렵지 않게 몸도 적응이 되었다. 맛있는 음식의 양을 줄이는 것이 쉬운 것은 아니지만 해 보면 또 못할 것도 아니다.

운동을 하면서 늘 느끼는 것은 많은 사람들이 함께 운동해서 통증에서 벗어났으면 좋을 텐데 하는 생각이다. 내가 처음 운동을 시작하던 약 이십 년 전에 비하면 지금은 운동하는 사람들이 상당히 많아졌다. 그래도 아직 운동을 하는 사람보다 하지 않는 사람들이 더 많다. 건강을 타고 난 사람이라면 더없이 복을 받은 것이지만 그렇지 않은 사람들도 많다. 어떤 사람은 어깨가 아파 고생하고 또 어떤 사람은 허리가 아파 고생하고 어떤 사람은 무릎이 아프거나 위염 등으로 고생을 한다.

아프면 병원에 가서 진료를 받고 약을 타서 복용하는 게 맞지만, 꼭 병원에 가지 않아도 되는 어떤 통증 같은 것들은 운동으로 적지 않은 부분을 없앨 수 있다. 젊을 때야 아프지 않던 몸도 나이 들어가다 보면 예전과 같지 않음을 느낄 것이다. 나이 들어서 몸까지 아프면 얼마나 서글픈 생각이 들겠는가. 중년에 접어들었는데도 아직 운동을 시작하지 않았다면 지금 당장 운동을 시작하라고 하고 싶다.

지금까지 근 이십 년 헬스를 하면서 느낀 경험을 바탕으로 운동에 관한 이야기를 하였다. 물론 이것은 어디까지나 나 개인적인 경험이기에 일반화할 수는 없을 것이다. 하지만 적지 않은 기간, 같은 장소에 같은 운동을 하는 다수의 사람들을 보아왔기에 어느 만큼은 일반적이라고 할 수도 있을 것이다. 해서 헬스라는 운동을 해보고자 하는 마음은 있지만, 선뜻 나서지 못하는 사람들에게 이 글이 조금이나마 도움이 되고 또 운동하는 계기를 마련해 주었으면 하는 바람을 가져

본다. 이제 막 운동을 시작한 사람들에게도 도움이 되었으면 좋겠다.

부록으로 간 청소하는 방법과 하지정맥을 예방하는 데 도움이 되는 발목 펌프 운동 방법, 그리고 탈모를 예방하는 이엠 발효액 샴푸 만드는 방법과 쥐젖 간단히 없애는 방법을 싣는다. 이 방법들은 비용이 거의 들지 않고 집에서 쉽게 할 수 있는 방법들이다. 내가 직접 해보고 효과를 보았기에 도움이 될 것 같아서 실었다. 혹 필요한 사람에게는 유용할 것이라 생각한다.

누구나 쉽게 할 수 있는
간 청소

나는 평소 속이 늘 안 좋은 편이다. 말끔히 없어지지 않은 위염과 역류성식도염이 있어 안 좋은 것이니 알아도 어쩔 수 없이 받아들이며 살고 있다. 하루는 내가 알지 못하는 또 다른 방법이 없을까 하고 검색을 해보았다. 검색한 글을 읽는 가운데 광고 배너가 떴다. 위장 전문병원이었는데 위장의 문제는 대부분 위에 담적이 생겨서 발생한다는 내용의 광고였다.

광고에 연결되어 있는 병원 홈페이지에 가서 후기 글들을 읽어보니 치료 후, 대개가 좋아졌다는 내용이 많았다. 그 병원은 몇몇 도시를 제외한 대부분의 도시에 지점 병원을 운영하고 있었다. 혹시 늘 애를 먹이는 위 증상을 치료할 수 있을

지도 모른다는 마음으로 병원을 한번 찾아가 보기로 하였다. 병원 문을 열고 들어서니 한약 달이는 냄새가 가득했다. 광고 덕분인지 치료를 잘해서 그런지 병원에는 적지 않은 사람들이 진료를 기다리고 있었다. 차례가 되어 의사와 면담을 하고 증상을 이야기하니 치료가 된다며 걱정하지 말라고 했다. 여러 가지 한약과 초음파 비슷한 기구로 복부를 마사지하고 뜸과 침을 놓는 방법으로 치료한다고 했다. 한약재를 사용해서인지 비용과 약값이 만만치 않았다. 당연히 의료 보험도 적용되지 않았다.

여태껏 좋다는 방법을 많이 따라 해 보았지만 그렇게 효과를 본 적이 없었기에 별 믿음이 가지 않았다. 그러나 반신반의하면서도 많은 사람들이 있는 것으로 보아 혹 효험이 있을지도 모른다는 생각에 진료를 신청하였다. 첫날에는 어떤 치료도 하지 않았다. 병증에 관한 간단한 설문지를 작성한 후에 간 청소 하는 약을 주면서 정해진 대로 하라고 했다.

간 청소 하는 약이 담긴 작은 플라스틱병 다섯 개를 주었는데 액체류가 담겨 있었다. 간 청소에 대해서는 들어본 적이 있었지만 직접 해 보기는 처음이었다. 비용은 십만 원으로 싼 게 아니었다(당시는 2015년이었다). 다음 날 정해진 대로 아침과 점심을 가볍게 먹고 오후 두 시 이후부터 금식했다.

물도 마시지 말라고 했다. 그리고 저녁 여섯 시부터 병원에서 가지고 온 약을 시간에 맞춰 먹었다. 난생처음 하는 간 청소라 내심 기대가 되었다. 안내 용지에는 간 청소를 하게 되면 적지 않은 노폐물이 설사와 함께 나온다고 되어 있고 실제로 간 청소를 하고 난 다음에 나온 담석과 노폐물 사진도 실려 있었다. 내 몸에서 그런 노폐물이 빠져나간다면 몸이 한결 가벼울 것 같다는 생각이 들었다. 제발 그렇게 되었으면 하는 기대를 하고 간 청소를 정해진 순서대로 했다.

다음 날 새벽부터 종일 설사를 하였다. 그러나 설사와 함께 간에서 나온다는 찌꺼기는 보이지 않았다. 지금 생각해 보면 아마도 무언가 잘못된 방법으로 진행했던 것 같다. 간 청소를 하고 나서는 한약 같은 것을 먹었고 두어 주일 지나 본격적인 치료를 하였다. 하지만 근 일 년 가까이 없는 시간을 쪼개고 비싼 돈을 지급해 가며 치료를 받았지만, 나에게는 효과가 전혀 없었다.

나는 여기서 위장병 치료에 관한 이야기를 하자는 것이 아니고 간 청소에 관한 이야기를 하려고 하는 것이다. 전에도 간 청소에 관한 이야기를 들은 적은 있었지만 반신반의하였다. 그리고 병원에서 처방해 준 방법으로도 효과를 보지 못했다. 그런데 우연한 기회에 간 청소에 관하여 상세히 알게 되었다. 그리고 간 청소 하는 방법이 자세히 소개되어 있는 홀다 레게 클락 박사의 책과 또 다른 간 청소에 관한 책을 사서 읽고 난 후 바로 간 청소를 하기로 했다. 홀다 레게 클락 박사의 책을 보고 그의 건강법을 실천하는 사람들이 만든 카페에도 가입하였다. 그곳에 있는 간 청소를 하는 방법과 후기들도 꼼꼼히 읽어 보았다. 후기에는 간 청소를 하고 난 다음에 나온 크고 작은 담석의 사진들도 많이 있었다. 그리고 카페에 소개된 곳에서 싼 가격으로 간 청소 하는 재료를 구입했다.

간 청소에 관해 나름대로 공부를 하고 난 후에 제대로 된 간 청소를 하였다. 정해진 시간에 맞춰 마셔야 할 것들을 마신 다음 날, 설사와 함께 콩알 같은 담석이 나오는 것을 눈으로 직접 확인했다. 그 후로 한 달에 한 번씩 건강을 위하여 간 청소를 하고 있다. 처음 간 청소를 했을 때, 몸이 굉장히 가벼웠다. 그러나 그 느낌은 간 청소를 할 때마다 나타나지는 않았다. 그러나 담도에 쌓인 찌꺼기를 제거하는 것은 간과 몸에 상당히 이로울 것 같다는 생각이 들어 지금도 꾸준히 하고 있다. 그리고 느린 속도지만 몸도 여러 면에서 편해지고 있는 듯한 느낌이 든다. 이제는 모든 재료를 직접 구해서 한다. 올리브 기름과 자몽이나 오렌지 주스는 시중에서 구하

면 되고 엡솜염은 해외 직구 사이트에서 구입하면 된다. 방법
은 너무나 간단하다. 간 청소 한 번 하는 데 드는 비용도 결
코 비싸지 않다. 만 원도 안 든다. 혹 간 청소를 해보고 싶은
사람이 있으면 아래와 같은 방법으로 하면 된다.

간 청소 할 때 필요한 재료와 방법

· **재 료** : 물 720밀리, 엡솜염 40그램, 올리브 기름 120밀리,
자몽주스 120밀리(주스는 오렌지 주스나 포도 주스로 해도 상관
없음)

· **방 법** : 간 청소 하는 당일에는 가능하면 육식이나 생선류
등 기름진 음식은 삼가고 채소 위주로 가볍게 식사를 한다.
그리고 가능한 물을 많이 마신다. 오후 두 시 이후부터는
금식한다. 물도 마시면 안 된다. 먼저 물 720밀리에 엡솜염
40그램을 넣어 잘 섞는다. 엡솜염은 아무 맛이 없지만 그래
도 먹기가 거북한 사람은 냉장고에 넣어 차게 해서 마시면
좋다. 저녁 여섯 시에 마셔야 하기에 미리 만들어 냉장고에
넣어 둔다. 여섯 시에 이 혼합액을 180밀리 마신다. 두 시
간 후, 여덟 시에 또 한 번 혼합액을 180밀리 마신다. 그런
다음 열 시에 올리브 기름 120밀리와 자몽 주스나 오렌지
주스 120밀리를 잘 섞어 마시고 바로 잠자리에 눕는다. 이

때부터 최소한 이십 분은 꼼짝 말고 누워 있는 것이 좋다. 다음날 여섯 시경, 다시 혼합액을 180밀리 마신다. 그리고 다시 두 시간 후에 마지막 180밀리를 마신다. 이후 두어 시간 후에는 물이나 가벼운 음식을 먹으면 된다. 아침이나 그 후부터(빠를 때는 새벽부터) 설사와 함께 간에서 나온 담석이나 찌꺼기들을 볼 수 있을 것이다.

탈모를 예방하는
이엠 발효액 샴푸

나는 태어날 때부터 머리숱이 적은 편이
다. 게다가 가늘기도 말할 수 없이 가늘어 어지간해서는 머리
모양이 나질 않는다. 가뜩이나 숱이 적은데 어느 날부터 사정
없이 머리카락이 빠지기 시작했다. 머리를 감을 때마다 한 움
큼 빠지는 머리카락들을 보면 육신의 정기까지도 헝클어지면
서 빠져나가는 느낌이 들었다. 어쩌면 그렇게도 안 좋은 조건
을 많이 가지고 태어났는지 생각할수록 서러운 생각이 들었
다. 풍성한 머리를 한 사람들을 보면 머리 모양도 원하는 대
로 만들었다. 그러나 숱이 적고 게다가 가늘기까지 한 내 머
리카락은 웬만해서는 모양이 나지를 않았다. 그러던 중에 머
리카락이 빠지는 것을 예방하고 머리도 풍성하게 나게 한다

는 광고를 보게 되었다. 광고를 잘 믿는 편은 아니지만 답답하다 보니 그곳을 찾아가 보기로 했다.

그곳은 집과 직장에서도 꽤 먼 도심에 있었다. 집안일과 직장의 일로 시간을 내기가 빠듯했지만, 머리카락이 빠지는 것을 막을 수만 있다면 없는 시간도 쪼개서 가야만 했다. 마침내 그곳을 찾아가서 상담을 받았다. 담당자가 하는 이야기를 들으니 관리를 받기만 하면 머리카락에 관한 모든 문제가 해결될 것 같았다. 그래서 관리를 받아보기로 했다. 먼저 컴퓨터에 연결되어 있는 망원 카메라로 두피를 확대 촬영하여 상태를 확인하였다.

컴퓨터 모니터에 나타나는 내 머리카락의 상태는 매우 안 좋다고 했다. 보통 모근 하나에 두 개 내지 세 개의 머리카락이 심겨 있는데 나는 한 개 아니면 두 개 정도밖에 없다고 하였다. 머리를 감겨 준 후, 마사지를 하고 그에 맞는 영양분을 제공한다고 했다. 그리고 난 다음에는 레이저 광선을 쏘아서 두피를 관리한다고 했다. 당연히 한 번 관리를 받는 데 걸리는 시간도 적지 않다고 했다.

그렇게 일정 기간 관리를 받으면 머리카락이 빠지는 것도 막고 빠진 머리카락도 다시 난다고 했다. 그렇게만 된다면 얼마나 좋겠는가. 머리카락이 빠지는 것을 막고 빠진 머리카락도 다시 난다고 하니 관리를 받지 않을 수가 없었다. 부푼 마음으로 바쁜 시간을 쪼개어 결석하지 않고 가야 할 날에 관리를 받으러 갔다. 그러나 내심 좋은 결과를 바라며 비싼 비용을 지불하고 관리를 받았으나 기대와 달리 별 효과가 없어 처음 정한 횟수가 끝나자 그만두고 말았다.

그러는 가운데도 머리카락은 하루도 쉬지 않고 빠졌다. 정수리의 두피가 눈에 띄게 드러났다. 어떤 사람이 패션의 팔십 퍼센트는 머리가 차지한다고 했다. 그 말대로라면 머리카락이 없는 사람은 아무리 멋을 부려도 결과적으로 이십 퍼센트의 멋만 낼 수밖에 없다는 말이다. 정말 그런 것 같았다. 마음에 드는 옷을 입어도 머리 모양이 따라 주지 않으니 태가 나지 않는 것은 내 눈에도 보였다. 옷을 사러 가도 헤어스타일이 따라 주지 않으니 마음에 드는 옷을 고르기가 쉽지 않았다. 그러니 옷을 사는 것도 별로 즐겁지가 않았다. 사정을 모르는 사람들이 내 머리 모양을 보면서 머리 만지는 감각이 그리 없나 하고 속으로 생각할 것을 생각하면 정말이지 속상했다. 그래서 궁리 끝에 또 생각한 것이 가발이었다.

용기를 내어 유명 탤런트가 광고하는 가발 매장을 찾아갔다. 그곳에는 생머리 모양과 곱슬머리 모양으로 만들어진 멋진 가발들이 많이 있었다. 직원이 권하는 가발을 써 보니 마치 내 모습이 딴 사람처럼 멋져 보였다. 머리카락 숱만 많아도 인상이 확 달라지는 것이었다. 당장 구입을 하고 싶은 생각이 들었다. 더 이상 머리카락 숱 때문에 걱정을 하지 않아도 될 것 같은 생각이 들었다. 마침내 적지 않은 비용을 지불하고 두 개를 맞추었다. 며칠 후, 맞춰진 가발을 찾아와 집에 돌아와서 다시 쓰고 거울을 보니 좀 어색했지만, 거울에 비친 풍성해진 머리카락 숱이 보기 좋았다.

그런데 그것도 몇 번 쓰다 보니 자연스럽지가 않은 것 같은 느낌이 들기 시작했다. 그리고 가발을 쓰고 손질하는 것도 여간 귀찮은 게 아니었다. 또 남들은 괜찮다고 하는데도 도둑이 제 발 저리다 하는 말이 있듯이 나 자신이 자꾸만 어색한 생각이 들었다. 그래서 가발도 쓰기를 주저하는 날이 많아졌다. 그렇게 한동안 시간이 흐르는 사이에도 어색한 기분은 사라지지 않았다. 결국 어색한 기분을 어쩔 수 없어 비싼 가격에 구입한 가발도 얼마 지나지 않아 포기해 버렸다. 그런 와중에도 머리카락은 쉬지 않고 빠져나갔다.

어느 날 아이들 고모가 그런 내 머리를 보더니 자기도 머리카락이 많이 빠졌는데 이엠 발효액으로 머리를 감고 난 후부터 빠지지 않았다며 사용해 보라고 했다. 설마 하는 생각이 들었지만 밑져야 본전이라는 생각으로 한번 해보기로 했다.

비용도 거의 들지 않았다. 이엠 발효액의 장점은 이미 많이 알려져 있었는데도 나는 그때 처음 알았다. 한 번 해보겠다고 했더니 아이들 고모가 당장 하라며 자기 집에 있는 이엠 원액을 다음 날 바로 가지고 와 주었다.

방법은 아주 쉬웠다. 쉽게 구할 수 있는 생수병 같은 것에 먼저 쌀뜨물을 칠십 퍼센트 채워 놓는다. 소주잔 반 잔 정도의 이엠 원액에 소금 한 티스푼, 설탕 두 티스푼을 넣고 잘 흔들어 녹인 것을 쌀뜨물이 담긴 생수병에 붓고 흔들어서 섞는다. 그렇게 한 채로 보름 정도 두면 이엠 발효액이 만들어진다고 하였다. 그렇게 만든 이엠 발효액에 조금의 샴푸를 섞었다. 아이들 고모는 이엠 발효액만으로 머리를 감는다고 하였으나 나는 거품이 좀 나는 게 좋아 샴푸를 조금 섞었다. 이엠 발효액만으로 머리를 감으면 거품은 거의 나지 않는다. 이엠 발효액으로 만든 샴푸를 사용한 후 한 달쯤 지났을까, 한 움큼씩 빠지던 머리카락이 눈에 띄지 않는 것을 어느 날 알게 되었다. 거실이나 방, 내가 움직이는 곳이면 어김없이 떨어져 있던 머리카락들이 보이지 않았다.

이엠 발효액을 만들어 머리를 감은 지도 삼 년으로 접어들고 있다. 머리가 많이 빠지던 때와는 비교가 안 될 정도로 숱이 많아졌다. 제법 머리 모양을 낼 수도 있게 되어 외출하는 것을 예전처럼 꺼리지 않게 되었다. 혹시 머리카락이 많이 빠져서 고민하는 사람이라면 이엠 발효액으로 머리를 감아 볼 것을 권한다. 비용도 얼마 들지 않는다. 이엠 원액은 사이트마다 차이는 있지만 대략 사천 원에서 육천 원이면 구입할 수 있고 원액을 한 통 사면 몇 년은 사용할 수 있다.

하지정맥을 예방하는
발목 펌프 운동

삼 년 전이었다. 어느 날 두 다리가 묵직하며 걷는 게 좀 힘들게 느껴졌다. 피곤해서 그런가 하여 며칠 운동하는 것을 쉬어 보았다. 그런데 하루 이틀이 지나도 괜찮아지지 않았다. 더하여 날이 갈수록 한 발 한 발 떼는 것도 힘이 들고 아팠다. 병원에 가니 몸살인 것 같다며 수액을 맞고 약을 먹으면 괜찮아질 거라 했다. 수액을 맞고 처방해 준 약을 보름 정도 먹었다. 그래도 나아질 기미가 보이지 않았다. 몸의 어디라도 아프면 안 좋겠지만, 막상 다리가 아프니 마음먹은 대로 움직일 수 없는 게 가장 속상하였다. 한 발 떼기도 저리고 아프니 일상적인 일도 물론이지만 좋아하는 운동 또한 꿈도 못 꾸게 되었다. 원인을 찾지 못하고 아프기만 하니 언제 나아서 마음대로 움직이고 운동을 할 수 있을지도 의문이어서 새날이 밝아도 마음은 무겁기만 하였다. 태어나서 가장 잘한 것 중 하나라고 여길 만큼 좋아하는 게 운동인데 그때는 한 달가량 운동을 못 하였으니 사는 게 재미없어지는 것 같았다. 날이 가도 차도를 보이지 않자 의사도 이상한지 건강검진을 안 했으면 받아보라 했다.

해마다 그렇지만 죽을 정도로 아프지 않으면 잘 하지 않는 게 건강검진인데 작년(당시 기준)에도 걸렀다. 이참에 검진을 하기로 했다. 동네병원이 아닌 대학병원에 가서 비싼 비용을 지불하고 좀 세밀한 검진을 받기로 했다. 그런데 몸이 아픈 것과는 달리 결과는 모든 면에서 좋게 나왔다. 도대체 원인이 무엇이란 말인가. 무엇 때문에 다리가 아픈 것일까. 다리가 마치 물을 흠뻑 머금은 솜 뭉텅이같이 무거운 것은 아마 혈액 순환이 안 되어 그렇지 싶었다. 혹 말로만 듣던 하지정맥이라는 병에 걸리면 이렇게 아픈 것일까. 검색을 해보니 하지정맥은 퍼런 핏줄이 피부 표면으로 불거져 나와 있었다. 하지만 초기에는 그렇지 않을 수도 있겠다는 생각이 들어 하지정맥 전문병원에 가서 검사를 받아보기로 했다.

초음파 검사 결과 하지정맥 초기라 하였다. 초기지만 한쪽은 이미 판막이 닫혀 있는데 닫힌 판막은 수술 말고 다른 방법이 없다고 했다. 갈수록 증세가 심해질 것이니 바로 수술을 하자고 하였다. 가는 날 난데없이 수술하자 하니 병에 대한 주변 상식도 없을뿐더러 난감하기도 하여 집에 가서 생각을 해보고 다시 오겠다 했다. 의사는 수술이 쉽다고 했지만 그래도 수술은 수술인데 혹 다른 방법이 없을까 생각해 보았다. 그러다가 오래전에 발목 펌프 운동이 혈액 순환에 좋다는 이야기를 들은 기억을 떠올렸다.

인터넷은 적절하게 사용하면 참 유용하다. 발목 펌프 운동을 검색하니 운동을 하는 방법과 효과, 후기도 많이 올라와 있는데 '이거다' 하는 느낌이 왔다. 바로 편백나무로 만든 경침을 구입했다. 문제는 층간 소음이었다. 아파트의 층간 소음 문제는 심심찮게 뉴스가 되고 있지 않은가. 그렇다고 당장 아픈 다리를 위해 운동을 하지 않을 수도 없으니 어떻게 해야 할지 한참을 생각했다.

궁리 끝에 경침 아래에 두꺼운 이불을 깔고 강도를 약하게 해 보기로 했다. 이불장을 열고 가장 오래된 차렵이불 하나를 끄집어냈다. 이불을 몇 겹으로 접어서 그 위에 경침을 올리고 운동을 하기로 했다. 그래도 문제가 생기면 답답한 사람이 우물 판다고, 경침과 이불을 챙겨 들고 아파트 단지에 있는 정자에 가서라도 해 볼 참이었다. 그런데 며칠이 지나도 아래 위층에서 아무런 연락이 안 오는 걸 보니 괜찮은 모양이었다.

아침에 눈 뜨면 바로 잠자리에서 양쪽 발을 합하여 천 번씩을 했다. 저녁에 잠들기 전에도 같은 방법으로 했다. 뿐만 아니라 할 수 있는 조건만 되면 수시로 발목 펌프 운동을 하였다. 일주일 정도 지났을까, 나도 모르는 사이 가볍게 걷고 있는 자신을 발견했다. 신기했다. 수액주사를 맞고 독한 약을 먹어도 차도가 없던 것이 말끔히 나은 것이다. 다시 운동을 하고 조깅을 할 수 있게 되었다.

나는 항간에 떠도는 민간요법 같은 것은 아예 듣지 않고 믿지 않았다. 과학적으로 근거가 있는 제도권 의학만이 믿을 수 있는 것이고 민간에 떠도는 웬만한 속설들은 비과학적인 것들로서 마음이 약해질 대로 약해진 아픈 사람들을 우매하게 만드는 요설이라고 여겼다. 뿐만 아니라 결과적으로는 폐해만 일으키는 것으로 뭉뚱그려 버리곤 했다. 그러나 이번에 정말 무서운 것은 비과학적인 속설이 아니라 편견이라는 것을 알았다.

편견을 깨지 않았다면 아픈 다리로 인해 얼마나 고생했겠는가. 사람의 입이 하나인 반면 귀가 둘인 것은 듣는 것에 배로 마음을 기울이라는 것이라 했다. 듣는다는 것은 눈앞에 있는 상대의 말만 뜻하는 것이 아닐 게다. 이웃이 가지고 있는 삶의 방식, 이해되지 않는 다른 민족의 문화, 또는 항간의 속설과 같은 것들까지도 아우르는 포괄적 상대를 일컫는 것일 게다.

과학이 급격하게 발달하던 언제쯤인가부터 우리는 비과학적인 것들은 모두 무가치한 것으로 내몰기 시작했다. 그러나 과학과 문명이 고도로 발달하였는데도 어떤 질병은 치료가 되지 않는다. 하여 언제부터인지 민간에서 행해지던 요법들에 관심을 가지는 의학자들이 차차 늘고 있다. 그것들을 체계적으로 연구하여 대체의학이라는 이름으로 제도권 의학에 포함하는 작업도 하고 있는 것 같다. 딱 맞아떨어지는 과학적 이론만이 절대적일 것 같지만 그게 전부가 아니라는 한계에 부딪혔기 때문일 게다.

발목 펌프 운동은 일본 사람이 우연히 개발한 것으로 발 뒤쪽에 있는 아킬레스건 부분에 힘을 가함으로써 인체의 가장 아래쪽에 몰린 피를 심장으로 활발하게 되돌아가게 한다는 원리다. 건강하고 젊은 사람이야 두말할 필요가 없지만, 나이가 들면 혈액 순환 능력도 떨어지게 마련인데 그로 인해 다리로 내려온 피가 심장으로 되돌아가지 못하고 정체되어 나타나는 게 하지정맥 질병이라고 했다.

발목 펌프 운동 덕분에 다리 아픈 것은 말끔히 나았다. 평소 나는 좀 겸손한 측에 들 것이라며 나름 자부했는데 그렇지 않았던 것이다. 그 경우만 그런 게 아닐 것이다. 알게 모르게 많은 각도에서 자신도 모르는 편견의 벽을 쌓아 진리의 흐름을 막고 있을 수도 있다. 그 일을 계기로 깊이 자성하는 중이다.

쥐젖 간단히 없애는 방법

　　　　　　친정아버지는 뇌졸중으로 몸이 자유롭지 못한 상태에서 오랫동안 고생하셨다. 그것도 오른쪽을 못 쓰시게 되어서 행동하시는 모든 부분에 어려움을 겪어야 했다. 일어나시거나 소파에 앉으실 때도 누군가의 도움을 받아야 했다. 거동이 불편하시니 대부분 거실에 있는 소파에 앉아서 텔레비전을 보시며 시간을 보내셨다. 자연 차림새도 정갈하시지 못한 채 지내는 날들이 많았다. 염색하지 못한 머리카락은 늘 하얀 채로 방치되어 있었고 밖으로 나갈 일이 없으니 때로는 세수도 하지 않고 계셨다.

　그런데 그렇지 않아도 정갈하지 못한 아버지 얼굴에 하루는 이상한 게 보였다. 처음에는 손자들이 먹던 과자를 드시

다가 부스러기 같은 것이 붙어 있는 줄 알았다. 아버지께서는 손자들이 과자를 먹을 때 항상 같이 드시곤 하셨다. 그런데 떼어 내려고 보니 그것은 과자 부스러기가 아니었다. 좁쌀만 한 타원형 모양의 이상한 것이 아버지 얼굴에 돋아나 있었다. 그것은 한 번도 본 적이 없는 것이었다. 두 개가 돋아나 있었는데 가뜩이나 오랜 병상 생활로 해서 단정해 보이지 않는 아버지의 얼굴을 더 볼품없이 만들어 놓고 있었다. 솔직히 표현하면 참 보기 거북했다. 다행이라면 미관상의 문제 말고는 별다른 문제를 일으키지 않는 것이었다.

오랜 세월이 흐른 후, 그것이 쥐젖이라는 것을 알았다. 아버지가 살아 계실 때는 아무도 쥐젖에 대해 아는 가족이 없었기에 그냥 노인들에게 발생하는 이상한 사마귀 같은 것인 줄 알았다. 보기에는 좀 거슬렸지만 별다른 건강상의 문제를 일으키지 않았기에 아버지께서는 그냥 그대로 계시다 돌아가셨다.

아버지가 돌아가시고 수년이 지난 어느 날, 샤워하고 몸을 닦는데 문득 오른쪽 가슴 아래에 좁쌀 같은 게 만져졌다. '뭐가 묻었나.' 하면서 손으로 훔쳐냈지만, 그것은 그대로 있었다. 거울에 가서 비춰보았더니 그것은 아버지 얼굴에 돋아나서 보는 사람을 거북하게 하였던 바로 쥐젖이었다. 물론 아버지와는 달리 다른 사람의 눈에는 띄지 않는 속살에 있어 그나마 다행이었지만 그래도 신경이 쓰이기는 마찬가지였다. 내 몸에 나 있는 살이지만 얼른 사라졌으면 했다. 그때도 그게 쥐젖이라는 것은 알지 못했다.

도대체 그런 게 왜 생기는지 궁금하여 검색해 보았다. 온갖 검색어를 넣고 넣어 검색한 결과 그것은 쥐젖이라는 것을 알게 되었다. 더불어 쥐젖 없애는 방법을 검색해 보았더니 피부과에 가면 쉽게 없앨 수 있다고 나와 있었다. 그러나 그런 것으로 병원을 찾아간다는 것도 좀 뭐한 생각이 들었다. 해서 혹시 집에서 간단하게 할 방법은 없을까 하여 다시 검색한 결과들을 쭉 읽어보았다. 있었다. 아주 간단하게 할 방법이 상세하게 설명되어 있었다.

당장 설명되어 있는 대로 해 보았다. 준비물과 방법은 아주 간단했다. 사과식초와 면봉, 그리고 일회용 밴드만 있으면 되는 것이었다. 어차피 집에 있는 것들이니 일부러 준비할 것도 없는 것들이었다. 샤워를 하고 난 다음, 면봉에 사과식초를 묻혀 쥐젖이 나 있는 부위에 발랐다. 그런 다음, 밴드를 붙였다. 하루 한 번씩 이렇게 4일 정도 발라주고 나니 일주일이 채 되기 전에 떨어져 나갔다. 그렇게 해서 병원에 가지 않고 오른쪽 가슴 아래에 나 있던 두 개의 쥐젖을 깨끗이 제거했다.

아버지께서 살아 계셨을 때 이런 방법이 있는 줄 알았다면 보는 사람에게 다소 거북하게 보였던 얼굴에 나 있던 쥐젖을 없애 버렸을 텐데 그때는 인터넷을 검색한다는 생각을 미처 하지 못했다. 세상에는 널리 알려지지 않은 유용한 방법들이 참 많은 듯하다. 다행히 요즘은 날이 갈수록 인터넷이 발달하여 조금의 시간과 노력을 기울이면 이러한 유용한 방법들을 찾아 도움을 받을 수 있다. 그러나 모든 사람들이 인터넷을 활용하는 것은 아니다. 더욱이 연세가 높은 사람들일수록 인터넷은 아직 먼 세계다. 해서 많은 사람들은 이런 방법이 있다는 것을 모르고 몸에 난 쥐젖에 대해 고민하고 있을지도 모른다.

물론 내 경우는 위의 방법으로 쥐젖을 깨끗이 없앴지만 다른 사람의 경우는 장담을 하지 못한다. 그러나 인터넷상에는 다른 사람들도 나와 같이 효과를 보았다고 하는 사람들의 글이 상당수 올라와 있다. 사과식초로 쥐젖을 없애는 방법은 비용이 비싼 것도 아니고 부작용이 있는 것도 아니다. 그러면서 효과는 백 퍼센트라 혹 도움이 될까 하여 글을 실었다. 자세한 방법은 아래와 같다.

눈 주위나 피부가 약한 주위는 집에서 하는 것보다 병원에 가서 적절한 치료를 받는 것이 좋을 것이다. 만에 하나라도 부작용이 생기면 좋지 않기 때문이다.

쥐젖 없애는 방법

· **준비물** : 사과식초, 면봉이나 깨끗한 솜.

· **방 법** : 면봉이나 깨끗한 솜에 사과식초를 바른 후, 쥐젖이 있는 부위에 바르고 일회용 밴드를 붙여 둔다. 그러기를 삼사일 정도 하고 나서, 일주일쯤 지나면 쥐젖이 사라진다.